LES MALADES

JEAN-PAUL ESCANDE

LES MALADES

BERNARD GRASSET
PARIS

Quand, ayant reconnu que tu dois agir, tu agis, ne crains pas d'être vu agissant, même si l'on devait défavorablement en juger. Si, en effet, cette action est mauvaise, évite de la faire; si elle est bonne, pourquoi crains-tu ceux qui ont tort de te blâmer?

ÉPICTÈTE,
Conduite d'un homme libre.

Période électorale ou pas, mon parti est choisi : c'est celui des malades. Décision qui devrait aller de soi pour un médecin, décision qui me force pourtant à m'opposer au système médical mis en place ces dernières années par les pays industrialisés.

Les malades, au fait, quels sont-ils? Hier encore, le mot de « malade », comme celui de maladie, évoquait immanquablement un monde stéréotypé où le malheur et le miracle se côtoyaient étrangement. Un univers de douleurs, de fièvre, de lits, de médicaments, de larmes, d'angoisse et de mort sur lequel régnait une cohorte de médecins soucieux à chaque instant de tout faire pour se montrer efficaces. Un univers où résonnait le cliquetis métallique des instruments chirurgicaux, où se préparaient les seringues magiques : celles divinatoires destinées aux prises de sang et celles, rédemptrices, prêtes pour injecter les médicaments. Une ruche véritable où les regards anxieux des malades se fixaient avec espoir et admiration sur les rides de concentration barrant le front des médecins. Univers immortalisé par les romans ou les feuilletons télévisés : « Il va mourir, Docteur? — Il devrait, Madame, mais je ferai l'impossible et il vivra. » Image d'Épinal naïve d'un médecin demi-dieu, puisant dans les profondeurs de son savoir et de sa volonté conjugués les ressources nécessaires pour terrasser le mal et sauver le malade.

Aujourd'hui pourtant tout semble changer; et très vite. Les malades, ou du moins ceux qui parlent en leur nom, rognent et grognent plus qu'ils ne remercient : à l'adulation irraisonnée a succédé, sans transition, une suspicion pas toujours justifiée. Il faut chercher à comprendre.

Il y a vingt ans, alors que les découvertes de traitements nouveaux se succédaient, dans l'euphorie générale, qui se serait permis de critiquer la médecine? quelle audience aurait eue Ivan Illich? aucune. D'ailleurs il n'aurait pas existé. Les détracteurs écoutés de la médecine de ce temps jugeaient que l'on ne faisait pas assez, que l'on ne soignait pas assez les malades, qu'il fallait foncer plus encore. Et puis, voilà que se réduit le flot des découvertes utiles aux malades, l'enthousiasme s'éteint, les verrues du système apparaissent, les censeurs virent de bord : « Il faut aller moins vite, il faut limiter l'activité médicale », pour un peu il faudrait carrément arrêter la machine.

Depuis vingt ans que je côtoie le monde de la médecine, j'ai subi tour à tour la formidable pression de ces deux courants opposés. Comme tout le monde, je suis sensible à la mode. Il n'empêche : même si je me sens en grande partie, solidaire du mouvement de récrimination qui se développe, je me sens autorisé à dire ce que je dis, à écrire ce que j'écris, sans avoir l'impression de voler au secours de la victoire ou de

tourner comme une girouette. Pour une raison essentielle : je pense que les mêmes erreurs expliquent le fol
espoir des années 50 et la terrible désillusion des années 70.
La conception que beaucoup de responsables se sont faite
ou se font de la médecine était ou reste erronée parce
qu'il s'est produit une erreur tragique : on a cru qu'avec
les progrès de la biologie, une pratique radicalement
nouvelle de la médecine allait naître, tout imprégnée de
science. Il s'avère aujourd'hui que l'on s'est trompé en
allant trop loin. La pratique médicale quotidienne reste
tout à fait semblable à celle d'hier et même d'avant-
hier, à la différence près que le médecin peut conduire
son raisonnement plus avant et en tirer des conclusions
thérapeutiques plus efficaces, mais la structure même de
l'acte médical reste la même. Qu'on me permette une
comparaison : Nul ne songe à discuter les avantages de
l'avion à réaction. Pourtant le train et les petits avions
à hélice rendent chaque jour encore d'immenses services.
Imaginerait-on d'utiliser un Jumbo-jet pour effectuer un
voyage de cent ou deux cents kilomètres? Ce serait plus
long et plus coûteux. En médecine, pourtant, on agit
de plus en plus en utilisant à mauvais escient, les outils
— impressionnants — dont on dispose aujourd'hui.
Erreur d'orientation qui, sans apporter d'amélioration
nouvelle aux malades, consume des sommes fabuleuses,
de plus en plus difficiles à trouver. Alors, toute médecine oubliée, entrent en piste les financiers.

Révérence gardée, ces experts financiers, discutant
gravement des problèmes médicaux, me paraissent
semblables à des poulets réunis autour d'un faux-col et
caquetant leurs lamentations : « S'il y avait un col pour
chacun d'entre nous le partage serait plus facile. » Sans
doute, mais pour quoi faire? Il ne faut pas essayer de
gérer l'absurde. Il faut redéfinir la médecine du bon sens,

non pas tenter d'étayer celle qui déraille. On n'en prend pas le chemin, et je m'en trouve bien malheureux. Je le dis souvent, pour faire rire mes amis — et effectivement seuls les pisse-vinaigre prennent de tels propos pour argent comptant — je me trouve vis-à-vis de la médecine d'aujourd'hui dans la même position que le colonel de Gaulle vis-à-vis de l'armée française de 1930. Il disait : « armée blindée motorisée », on l'appelait « Général Motors » et les rires à peine éteints on écoutait Gamelin avec le respect qui lui était dû ; il disait : « guerre de mouvement », on lui rétorquait : « Ligne Maginot, voyons ! » Il disait : « concentration des blindés indispensables pour réaliser une percée », on décidait : « dispersion des chars construits pour que chaque colonel ait son joujou ». On a vu la suite : démonstration trop convaincante dont des millions d'individus ont fait les frais.

Ne parvenant décidément pas à entamer la discussion sur ce que je juge être l'essentiel avec les personnes réputées responsables, je me suis tourné vers le public pour donner ma version des faits. Les responsables, alors, ont bougé. La preuve est faite que les plates-bandes que je piétine sont semées d'intérêts puissants. Avec habileté, ou brutalité, maniant la carotte ou me menaçant de la trique, les princesses offensées ont réagi. Certes en restant dans l'ombre, mais suffisamment en tout cas pour que je puisse localiser, bien mieux qu'il y a peu de temps encore, les groupes de pressions qui tissent petit à petit le filet dans lequel la médecine s'empêtre. Chemin faisant, m'est apparu, bien plus fort que je ne l'imaginais, le rôle de l'argent : de cette prise de conscience la responsabilité revient, largement je crois, à Claude Sarraute qui, sous le titre mi-figue, mi-raisin de *Courageux, pas téméraire,* analysa un jour mes propos [1] pour conclure que, s'il était utile de s'attaquer aux carences de la formation des médecins, c'était une grave lacune que d'esquiver trop poliment les questions d'argent. J'attache rarement de l'importance aux compliments, je suis en revanche attentif aux critiques lorsqu'elles ne sont pas précédées d'un jet de venin, ou accompagnées d'un rictus de haine. Et par-dessus tout je suis sensible aux critiques féminines : pas de sexisme : je trouve les femmes plus directes, moins emberlificotées dans ce désir si masculin d'adopter une attitude victorienne blasée, désabusée. Une mère, trois sœurs, un docteur Catherine pour la vie familiale et deux docteurs Michèle à l'hôpital ont sur moi plus d'influence que tous les messieurs réunis. Je méditai donc, et la transformation s'opéra. Je ne pense cependant pas avoir rejoint pour cela la position des experts financiers mécontents : j'ai, me semble-t-il, une vision différente des choses et mon problème d'aujourd'hui est justement d'arriver à convaincre nos édiles d'abandonner certains de leurs postulats de base. Mon désir le plus cher, le plus passionné, est de contribuer à remettre le débat sur la bonne voie et faire prendre conscience de l'erreur collective qui est à la base des mécomptes actuels de la médecine et que je propose d'appeler : la perversion technologique de la médecine quotidienne. Pour cela je me tourne de nouveau vers le public.

Il faut se persuader de ceci : aucun pays au monde n'a résolu ses problèmes de santé. Chaque fois que l'on avance un exemple qui pourrait devenir un modèle, il faut déchanter : le système mis au point « tombe juste » sur le papier, mais ne fonctionne pas dans le concret. Les usagers n'en sont pas satisfaits. Tout cela, je le crois,

---

1. Après un questionnaire avec Jean-Louis Servan-Schreiber.

parce que les divers systèmes, si différents soient-ils en apparence, reposent tous sur le même dogme erroné : le culte aveugle de la science prostituée.

Pour que le bon sens, la raison triomphent il faut, chez nous comme ailleurs, informer, discuter, écrire. Comme beaucoup d'autres, je tiens donc à apporter ma pierre ou mon caillou, sans trop m'émouvoir des jugements les plus absurdes, des insinuations les plus ridicules, qui glissent sur moi comme les gouttes d'eau sur les plumes d'un canard, mais dont je mesure pourtant combien elles sont capables de retarder la prise des décisions souhaitables. Car en tout état de cause des décisions seront prises. De l'extrême droite, à l'extrême centre, des responsables aux irresponsables, tout le monde politique est d'accord : la médecine emballée coûte trop cher; alors puisque l'explication réelle échappe encore, l'on se contente d'expédients : on sort les couteaux, on rogne, on grignote, on ampute. Le résultat sera ce que l'on imagine : une médecine en équilibre financier. La belle affaire que voilà : Vous souffrez, Monsieur? rassurez-vous, c'est dans l'équilibre et la rigueur budgétaires. Vous mourrez, Madame? Dites en arrivant là-haut que ce n'était pas inéluctable, mais que, du moins, tout s'est passé en respectant l'ordre économique des choses. Le voilà bien le drame qui plane au-dessus des malades présents et à venir : qu'une réforme de la santé néglige le fond pour respecter la forme financière. S'il fallait faire un pronostic, je dirais d'ailleurs que l'affaire me paraît assez mal engagée. Il y a plus de chances de voir se mettre en place un système de bric et de broc financièrement tenable, qu'un système réellement utile et efficace. Pourtant je suis et demeure optimiste, le problème est tellement important qu'il viendra bien un moment où les yeux s'ouvriront, où le cap attendu sera pris. En attendant, il faut se battre et débattre, analyser et proposer. Analyser surtout. Il ne sert de rien de proposer des solutions, fussent-elles bonnes, si les esprits ne sont pas suffisamment avertis, la semence est perdue lorsqu'elle tombe sur la terre aride, on demande donc à ceux capables de raisonner juste mais qui en ont assez d'être brimés de ne pas se retirer sous leur tente, tout froissés de voir leurs solutions momentanément dédaignées ou repoussées. On leur demande au contraire, de rester à la tâche pour expliquer, enseigner, former, renseigner. C'est parce que beaucoup se seront tués à la besogne ou auront sombré avant d'avoir atteint au port, qu'un beau jour un privilégié verra triompher les idées de ses prédécesseurs qui, pour l'éternité, deviendront les siennes.

En attendant cet heureux élu dont j'espère bien contempler le triomphe, je reprends donc la plume. Pour écouter d'abord ce que disent les malades et tenter d'expliquer ce que recouvrent certaines de leurs affirmations ou de leurs ritournelles ; pour juger ensuite les propos des représentants des malades ou de ceux qui parlent en leur nom et dont on peut se demander si leurs yeux leur servent réellement à voir ; pour dire enfin comment je vois la situation de ma place, et en m'y tenant, et quelles sont les mesures urgentes à prendre.

On m'a beaucoup reproché jusqu'ici de cracher dans la soupe, de détruire sans contruire. Je veux montrer ici que je puis construire : que l'on ne compte pourtant pas sur moi pour replâtrer l'édifice mal bâti et tout lézardé. Il n'est utile pour personne de continuer à gérer l'absurde, de maintenir en survie une médecine reposant sur un postulat erroné. Cela dit, je me refuse aussi à tout triomphalisme personnel. En médecine, les patients s'ils viennent pour être soignés, viennent aussi pour rechercher des symboles. Il y a dans l'exercice de la médecine une part d'impalpable, d'inabordable, de mystérieux. Il y a aussi cette spécificité médicale dont Jean Bernard m'a bien appris qu'elle tenait à la mort que chacun de nous porte en lui. Nul n'est capable aujourd'hui de régler entièrement les problèmes médicaux, ou du moins les problèmes de ceux qui recourent à ce fameux médecin, tenu tout à la fois pour un artisan, un prêtre, un technicien, un magicien. Les problèmes métaphysiques n'ont pas de solution médicale prévisible, les problèmes concrets en revanche peuvent et doivent être abordés de front.

I

PARLEZ... JE VOUS ÉCOUTE

Les malades à cœur ouvert

1

Je connais mieux son histoire que lui...

Le malade suivant s'il vous plaît. Ma secrétaire s'exécute pendant que je m'efforce de remettre un peu d'ordre sur mon bureau encombré de papiers divers : feuilles d'ordonnances, feuilles de Sécurité sociale, examens de laboratoires apportés par les malades, documents publicitaires remis par les visiteurs reçus le jour même... Il y a encore une ou deux radiographies, quelques lettres tout juste apportées par le vaguemestre de l'hôpital. Je relève les yeux après avoir constaté avec tristesse que tenir propre un bureau de médecin est une entreprise plus difficile sans doute que de nettoyer les écuries d'Augias. Ce n'est pas *un* malade qui est entré : il y a deux personnes. Un monsieur d'une cinquantaine d'années, l'air très gentil, et une dame sensiblement du même âge dont je constate dès le premier regard qu'elle se trémousse, s'agite, me regarde avec délectation pour me dire manifestement quelque chose d'important. Je m'apprête à ouvrir la bouche mais, telle les grands escrimeurs, elle a pris un temps d'avance : c'est ce que l'on appelle « attaque sur préparation d'attaque ». Elle m'a devancé, je ne conduis déjà plus l'entretien. « Voilà je vous amène mon mari, parce que depuis quinze jours

il me fait une grande poussée de boutons dans le dos. »
« **Et** sur les bras », tente hardiment de glisser le présumé
boutonneux. Regard furibond vers le malheureux :
« Tais-toi »; de miel vers moi-même : « Vous savez, je
connais mieux son histoire que lui... » Scène on ne peut
plus classique que Labiche, Feydeau ou Courteline
auraient intitulée *la Place de l'autre*. Les personnages,
j'allais dire les acteurs, sont d'ailleurs interchangeables.
Le monsieur sain peut parler à la place de sa femme
malade, ou le père à la place de son enfant, ou la fille
adulte à la place de sa mère âgée, mais toujours se retrouve
le même vocabulaire. Je vous amène, signifie littéralement : je conduis par la main; c'est un bébé bêlant
qu'on vous présente, incapable, le pauvre, de se prendre
en charge. Autre construction, fort intéressante : « Il
m'a fait... » Ah! « il m'a fait » ce n'est pas une tournure
de phrase gratuite, ce n'est pas le relent de quelque
terroir, c'est l'expression clairement affirmée d'une perception bien précise : c'est lui qui est malade mais c'est
moi qui suis embêtée, à la limite il l'aurait presque fait
pour m'ennuyer. J'exagère à peine. Je sais qu'un certain
nombre de personnes vont se reconnaître dans ces tour-
nures de phrases, je leur demande, même si c'est un peu
rude pour leur amour-propre, de tenir jusqu'au bout. Ce
qu'elles apprendront devrait leur permettre à l'avenir de
jouer beaucoup mieux leur rôle d'accompagnateur en
devenant cette fois un allié.

Le développement de la consultation est variable. Le
médecin n'a parfois aucune difficulté à remettre la
discussion sur la bonne voie. Le prélude à la consultation n'est que la manifestation d'une sollicitude effective
pour le malade, lequel peut aussi être d'un naturel
timide. Un peu de fermeté médicale remet alors
facilement les choses dans l'ordre. A l'inverse, il y a

réellement des malades infantilisés auxquels il est interdit de dire un mot. Le ton qui monte, un ordre bref, « je t'en prie », un débit intarissable permettent souvent au « protecteur » de garder l'antenne ; c'est une épreuve pénible prenant parfois plus d'un quart d'heure, pendant lequel médecin et malade échangent de temps à autre des regards complices ou compréhensifs dans lesquels on peut lire : « attendons que ça passe », ou bien « eh oui, elle est comme ça, il ne faut pas la contrarier ». Le monologue dure, s'éternise, l'accompagnatrice n'est pas venue pour demander un avis au médecin, mais pour faire bénir le sien par l'autorité médicale. Moins en dit le médecin, plus grande sera la considération témoignée ultérieurement par le « tuteur » qui enregistre son silence comme un acquiescement et ne manquera pas de l'utiliser pour renforcer son pouvoir despotique sur le malheureux présumé malade. Je demeure toujours ébahi devant ces couples ayant effectué parfois de longs voyages pour me voir et qui repartent sans que j'aie prononcé la moindre parole originale. Le médecin que je suis n'est alors que le substitut d'une sainte icône. Quelques incantations devant le symbole de la médecine, héritier d'Hippocrate, étaient jugées indispensables.

Cette expérience n'est pas propre au dermatologiste hospitalier que je suis. Tous les médecins l'ont vécue, parfois d'ailleurs avec un lâche soulagement lorsqu'ils sont fatigués. Dans ce cas, selon la formule imagée, on débranche son sonotone et on laisse aller ; dérobade sans importance, c'est l'image qu'on se fait du médecin qui compte, non pas ses compétences réelles. Il n'est pas dit d'ailleurs que ce pèlerinage et ce verbiage n'aient pas au fond quelque utilité : c'est un exutoire. Sur le plan de la relation qui se noue entre le médecin et ses visiteurs tout n'est donc peut-être pas si mauvais.

J'ai longuement développé les réflexions que m'inspire ce type de consultation à trois, je serai plus bref sur les autres. Pourtant que de scènes pittoresques nous rapportons-nous entre médecins pour nous faire part de nos embarras et rechercher ensemble l'attitude la meilleure à adopter vis-à-vis de ces tierces personnes enfoncées comme un coin entre le malade et nous. Je pourrais multiplier les exemples : il y a l'accompagnateur qui, prenant le prétexte d'avoir oublié quelque chose dans la salle d'attente, y renvoie « son » malade pour vous dire, autoritairement ou d'un ton suppliant : « Surtout ne lui dites rien, il s'affole pour la moindre broutille. » Faut-il accéder à ce désir qui court-circuite le malade? Je n'aime pas ces conciliabules médecin-famille qui rejettent le principal intéressé hors du cercle des décisions. Je m'efforce toujours de dire la vérité au malade. J'avoue que ce n'est pas facile, rien ne peut réellement se codifier. Chaque médecin a sa personnalité propre qui lui dicte son comportement. Cela dit, il est du droit et du devoir des familles de demander le maximum d'informations. Mais là encore que de difficultés! En croyant parfois agir avec doigté on joue souvent l'éléphant dans un magasin de porcelaine! Car ce que dit le médecin n'est pas forcément ce qui est perçu. Combien de fois, croyant avoir fait au mieux mon métier et ayant conscience d'avoir rassuré la famille, j'ai dû déchanter et constater que mon intervention avait été très mal perçue et avait nui au malade lui-même. Il est très triste d'apprendre qu'on est couvert de boue par ceux-là mêmes auxquels on croyait avoir apporté le plus. Les tempéraments des médecins, des malades et de leurs familles doivent s'accorder. Je répète plusieurs fois dans ce livre que finalement les médecins sélectionnent leurs clients, et les familles leurs médecins en fonction des critères relationnels. Si j'insiste autant sur ce sujet c'est que je trouve là la raison essentielle de défendre le libre choix du médecin par le malade, ce que d'ailleurs personne en France ne songe sérieusement à contester.

Reprenons après ce détour le florilège des citations de l'entourage prenant la place du malade. J'aime beaucoup aussi (façon de parler!) : « Faites-lui peur », expression entendue à longueur de journée, destinée à renforcer le zèle du malade à se soigner. Ce n'est finalement pas toujours totalement déplacé. Encore que, faire naître la crainte ne soit pas un but en soi, il ne paraît pas inutile de dire au diabétique ce qu'il risque à prendre trop de libertés avec son chiffre de glycémie, d'évoquer à l'alcoolique décomposé ce que sera l'avenir s'il continue à boire. Le cas de l'alcoolique me permet d'ailleurs une précision : la nature est injuste et l'inégalité biologique règne en despote. Aussi jamais aucun médecin ne peut-il prédire l'avenir en toute certitude. Il n'est pas deux hommes faits du même bois. La voilà la véritable inégalité dans les chances. Certains ont plus de corrélation entre les cellules de leur cerveau : ils sont plus intelligents, d'autres ont un fonctionnement un peu différent de leur plaque motrice, structure intermédiaire au muscle et au nerf : ils sont de grands champions, d'autres encore répartissent différemment quelques grammes de muscles et de graisse : ils ont un visage à damner tous les saints! La véritable civilisation égalitaire sera celle qui saura dégager les valeurs permettant de faire table rase de cette diversité. J'en reviens à l'alcoolique : qui est alcoolique? celui qui boit? Sûrement pas, c'est celui qui ne supporte pas de boire et qui ressent les effets de l'alcool au niveau de son foie qui se sclérose, de son cerveau, de ses nerfs qui se détériorent et font de lui une épave, bientôt un cadavre. A celui qui s'engage sur cette pente, il faut, sinon faire peur, du moins expliquer le devenir prévisible de son corps, ce qui effectivement lui fera peur. Je me refuse en revanche de céder aux pressions de la famille et d'interdire au monsieur de quatre-vingts ans qui boit allègrement un petit verre de cognac après chaque repas de poursuivre plus longtemps. Ça ne lui fait aucun mal? Qu'il en profite! Je me refuse aussi à prescrire pour convenance familiale trop de régimes draconiens. Je ne veux pas me substituer aux nutritionnistes dont je n'ai pas la compétence mais, tout de même, je ne peux être que navré par ces manifestations de sadisme médical consistant à interdire les gâteaux et les chocolats aux alentours de Noël à bien trop d'enfants qui, à coup sûr, n'en subiraient pas beaucoup de dommages.

Autre phrase entendue aussi plus souvent que je ne le souhaiterais : « N'est-ce pas qu'il ne doit pas faire de sport, il a beaucoup de travail, il est un peu fatigué, il grandit trop en ce moment alors, bien sûr, pas de sport. » Je bouillonne intérieurement et je me dis « Pauvre France » qui a fait sienne cette maxime à la San Antonio, que j'aime beaucoup : « Mens sana in corpore salaud. » Sauf quand il s'agit d'aller montrer sa frimousse lors d'un match important, les édiles de notre beau pays n'ont pour le sport aucune considération. Activité annexe et sans prestige, le sport est tenu pour la cinquième roue du carrosse.

Dès que l'on parle de sport on mélange à plaisir un certain nombre de données. Rien ne me fait plus bondir que cette affirmation : « Des centaines de millions de sportifs ont regardé les jeux Olympiques », erreur, ce sont des spectateurs. Je préfère de loin assister à un match de football ou de rugby qu'à la projection d'un film : cela ne fait pas de moi un sportif accompli. Lorsqu'en revanche je cours dans la forêt de Marly, dans le parc de Sceaux, à Palazinges et autres lieux, je me considère comme un sportif. Sûrement pas comme un sportif de classe mais comme un sportif heureux de l'être et auquel cela fait du bien, sur le plan morphologique d'abord (je suis heureux de mon ventre plat, mon maître Conte m'ayant inculqué dès mon jeune âge médical la frayeur de l'obésité), sur le plan moral ensuite. Lorsque j'ai fait 10 à 15 kilomètres en courant je me sens plus détendu et moins hargneux. Que n'en fait-il plus souvent, murmureront certains qui seraient soulagés de ne plus m'entendre. Qu'ils ne se trompent pas et ne confondent pas hargne et sens critique : la course à pied et le sport en général me rendent au contraire plus « pointu » dans les réflexions, plus aiguisé si vous le voulez. Il faut faire table rase de cette notion du sport qui fatigue. A condition que le sport soit correctement pratiqué, et, en ce domaine il y a beaucoup à dire.

En quoi consiste trop souvent la pratique du sport à l'école, dans la limite médiocre des heures qui lui sont imparties? à privilégier la graine de coqs du village, à cultiver déjà le vedettariat chez des enfants de moins de dix ans. On ne s'intéresse qu'aux forts. Des autres, on se moque, sans rien faire le plus souvent pour les aider. Ce ne serait pourtant pas très difficile. Une multitude d'enfants sont, comme je l'ai moi-même été, convaincus qu'ils sont inaptes à courir, à nager. Je me souviens de prophéties sans appel : « Celui-là est incapable de mettre un pied devant l'autre » ou bien encore : « Il ne saura jamais nager le crawl », comme s'il fallait des qualités spéciales pour cela. Tout le monde doit être capable de courir une demi-heure de rang et de nager dix longueurs de bassin, ce sont là des activités tout aussi naturelles que la marche. Mais non, on se tourne vers le doué pour négliger celui qui ne l'est pas. Je réclame le droit de faire

du sport pour ceux qui ne sont pas de la graine de
champion. La remarque reste vraie pour les sports
collectifs : quoi de plus triste et de plus bête que d'écarter
des enfants sous prétexte qu'ils ne sont « pas bons ».
Cela doit-il leur enlever le droit de s'amuser? Pauvre
baron de Coubertin, il n'a décidément convaincu personne avec sa maxime pourtant fort sage : « L'essentiel
n'est pas de vaincre, c'est de participer. » Les parents
se plaignent souvent : « Je voudrais qu'il soit dispensé de
gymnastique, on lui a fait courir trois kilomètres, hier
il est rentré malade, avec mal à la tête, et puis il était
encore tout mouillé de sueur. » C'est effectivement vieux
comme le monde : il faut faire courir les enfants? On
sort le chronomètre! et l'on voit partir, comme pour le
bûcher, les gros, les petits, les fainéants et les lents,
s'époumonant tous à suivre les doués qui caracolent en
tête. Quelle est cette aberration? Pour ajouter encore au
dégoût des moins forts, l'heure de gymnastique est généralement coincée entre une heure d'histoire et une heure
de maths. Pour peu qu'il ait plu pendant l'effort, et
comme la douche est un luxe inenvisageable, la matinée
se termine dans un délicieux parfum de vêtements mouillés
qui collent à la peau, grattent et rendent relativement
imperméable au postulat d'Euclide, au théorème de
Thalès ou à la stratégie napoléonienne à Austerlitz! C'est
pour cela que je comprends finalement assez bien ceux
qui veulent faire « dispenser » leurs enfants, même si je
pense et dis que c'est un bien grand dommage.

Pour en terminer avec ce sujet, deux mots encore sur
les mérites du sport : sa pratique apporte des satisfactions narcissiques et un bien-être immédiat indéniable; il
ne faut pas en faire l'inverse : un pensum utile qu'il
suffirait d'effectuer pour se ménager un avenir lointain
meilleur : rien ne prouve que l'on vive plus vieux et que

l'on se mette à l'abri des maladies par la pratique assidue du sport. Là encore, ne confondons pas tour avec alentour. Les satisfactions éprouvées se mesurent à court et moyen terme.

Dernière réflexion familiale sur laquelle j'épiloguerai : « On ne connaît toujours pas la cause de ce qu'il a, Docteur ? » Question obsédante témoignant d'une méconnaissance profonde de la médecine d'aujourd'hui et contraignant le médecin à des réponses n'ayant le plus souvent qu'un lointain rapport avec la vérité. Expliquer prendrait trop de temps, il faut se réfugier dans un à-peu-près douteux. Quel que soit l'organe touché, la cause n'est généralement pas trouvée : les seules « causes » dont on puisse faire état sont les causes infectieuses : microbes, virus, parasites sont bien à l'origine de certaines affections comme les furoncles, la varicelle ou la rougeole, le paludisme ou la gale. Ce qui ne veut pas dire cependant que la moindre découverte d'un staphylocoque ou d'un streptocoque dans la gorge, d'un colibacille dans les urines, puisse être tenue pour la mise en évidence indiscutable de la cause recherchée à un enrouement prolongé ou à des ennuis urinaires rebelles. Les microbes sont souvent spectateurs. De plus on sait bien aujourd'hui que, lorsque un agent infectieux est reconnu comme la cause d'une maladie, il ne représente pourtant pas la raison nécessaire et suffisante, susceptible d'expliquer l'apparition de la maladie. L'organisme peut rencontrer un microbe, un virus, un parasite, sans être victime tout à coup de la maladie que ce micro-organisme fait apparaître chez certains : entre la cause et la maladie, il y a ce que l'on appelle le « terrain ». Le terrain c'est l'expression de la constitution intime de chaque individu, encore largement méconnue. Sur certains terrains le micro-organisme ne mord pas, il est sans effet : voilà pourquoi au cours d'une épidémie de grippe due à un virus nouveau, contre lequel personne n'est immunisé, on voit malgré tout beaucoup d'individus se porter parfaitement bien. L'équation personnelle de ces sujets s'est opposée à l'infection par le virus. Pour traduire l'interaction cause-terrain, on dit aujourd'hui qu'à la notion de causalité linéaire s'est substituée la notion de causalité réticulaire : ce qui signifie tout simplement que la cause de votre dernière grippe, c'est tout autant certaines enzymes de vousmême que le virus que vous avez respiré. Beaucoup de ceux qui souffrent de furoncles savent fort bien aussi que le « staphylocoque doré pathogène » est responsable de leurs malheurs, mais que l'est tout autant, sinon plus encore, le petit diabète dont ils sont éventuellement atteints ou quelque autre mystérieuse déficience cachée que l'on ne sait pas encore reconnaître. Aussi lorsque l'on vous affirme que telle substance est coupable de tel malheur, défiez-vous d'une trop facile acceptation et souvenez-vous du premier précepte de Descartes qui est « de ne recevoir aucune chose qu'on ne la connaisse évidemment être telle ».

Le mot de cause est d'ailleurs souvent galvaudé : « Il avait des douleurs d'estomac, on en a trouvé la cause, c'est un ulcère. » Voilà une phrase inattaquable sur le plan de la construction et du vocabulaire. Elle ne signifie pourtant pas que l'on soit au bout de la démarche médicale : si l'ulcère est bien la « cause » des douleurs, quelle est la « cause » de l'ulcère? On ne la connaît pas précisément. On sait bien qu'en faisant subir à de malheureux rats de pénibles épreuves de natation, on déclenche souvent l'apparition d'ulcères appelés « de contrainte », on sait qu'en faisant sécréter en excès de l'acide chlorhydrique par l'estomac d'autres animaux de

laboratoire on déclenche aussi des ulcères du duodé-
num : cela ne suffit pas pour affirmer que l'on connaît la
cause réelle de tous les ulcères. Si l'on a pu reconstituer
en laboratoire un certain nombre de modèles expérimen-
taux d'ulcères, cela ne permet en aucune façon de dire
devant un individu bien précis que son ulcère, à lui, a le
même mécanisme que celui d'un rat 3112 de l'unité de
l'Inserm n° 214. Ne condamnez donc pas trop vite tel
médecin qui n'a pas « trouvé la cause » au profit de tel
autre qui vous a affirmé, lui, l'avoir découverte : la
différence entre les deux ne tient peut-être pas à la
supériorité médicale du second, elle témoigne peut-être
seulement de la probité intellectuelle du premier.

Les bonimenteurs de la cause ont toujours existé : au
début du siècle ils faisaient pleurer des prétoires entiers
en racontant l'histoire épouvantable de l'arrière-grand-
père syphilitique qui représentait bel et bien la « cause »
du caractère meurtrier de son descendant. On sait
aujourd'hui qu'il n'y a pas de malédiction syphilitique.
Pourtant on y croyait. Et l'on compatissait. Je me
permets de vous le conseiller : gardez votre sens critique,
évitez donc les jugements définitifs dans des domaines
que vous connaissez mal. Les médecins vous jugent
autant que vous les jugez. Imaginez ce que peut
représenter pour un médecin l'énoncé, par un membre
de la famille, d'une théorie définitive sur les hormones,
le foie, le sang trop épais, trop visqueux, trop clair, trop
sombre. Dans ce cas, c'est la famille qui singe le
mauvais médecin. On voit des personnages furieux de
rencontrer une opposition à leurs théories! Je sais bien
qu'au fond cette attitude doit sûrement traduire une
demande qu'il faudrait savoir reconnaître, je crois
pourtant que les médecins ne gagneront rien à s'humilier
devant des fâcheux qu'ils craindraient de contrarier.

Non que je sois persuadé qu'il faille « dresser » les familles, mais parce que je pense très profondément que le mélange malheureux de la démagogie et de la démission conduit aujourd'hui trop souvent à ridiculiser l'acte médical. Il faut que le médecin reste le maître du jeu médical, et qu'il impose dans toute la mesure du possible le dialogue médecin-malade au détriment de la translation malheureuse famille-médecin.

2

ÇA, JE NE PRENDRAI PAS *SES* MÉDICAMENTS...

En face de chaque hôpital digne de ce nom s'installe généralement un bistrot auquel le sens poétique de son fondateur vaut le nom de « Bar de l'Hôpital ». J'ai, à une époque de ma vie où je m'interrogeais sur les retombées de l'activité médicale, souvent fréquenté les « Bar de l'Hôpital » pour écouter les consultants réunis après l'épreuve autour d'un « p'tit crème bien blanc » ou d'une « côte », terme, je le précise pour les non-initiés, signifiant simplement un verre de côtes-du-rhône. Je sais bien qu'un tel centre d'observation sélectionne une population un peu spéciale, mais pas autant qu'on pourrait le croire : c'est une attitude au fond bien courante que de s'offrir après la consultation un rafraîchissement à bulles ou un reconstituant de plus fort degré. Je ne m'en suis pas tenu, d'ailleurs, à cette catégorie d'établissement; partout, au restaurant, au stade, dans les files d'attente, dans le train, le bus ou le métro (la voiture est réellement trop dangereuse) je suis à l'affût des discussions sur la médecine et les médecins. Perfidement dissimulé derrière *l'Équipe* ou en apparence plongé dans *le Monde*, j'écoute et je prends un bain d'humilité qui remet bien des choses en place. Ce que j'entends ne me surprend guère : je ne suis pas issu d'une famille médicale et j'ai toujours entendu parler des médecins dans une ambiance « de franchise et de camaraderie », comme disent les communiqués officiels soviétiques pour signifier que, réellement, on ne s'est pas ménagé.

Je crois que très peu de médecins ont conscience des propos que l'on tient sur eux après leur départ ou des commentaires que l'on fait après les avoir consultés chez eux. Il n'y a rien de commun pourtant entre le malade en face de son médecin et le malade parlant de son médecin.

J'étais un jour au Bar de l'Hôpital; il était environ onze heures lorsque vinrent s'asseoir à la table voisine de la mienne deux messieurs « comme il faut ». L'un sortait de consultation, l'autre était là par hasard. Congratulations d'usage et questions non moins d'usage sur la santé. « Ben, ça m'a repris, alors ce matin, j'ai dit à ma femme : je vais aller revoir le toubib. — Tu l'as vu? — Pas celui que je voulais, un autre, un vieux, enfin plus vieux que nous... Un con. Il m'a dit des trucs... J'ai rien compris. Il m'a donné des médicaments. Ça, il peut être tranquille, je les prendrai pas. — Tu lui as rien demandé? — Pas la peine, j'ai tout de suite vu à qui j'avais affaire. Un vrai con. » Et pour donner plus de poids à son propos, le malade insatisfait sort de sa poche l'ordonnance, qu'il déchire en menus morceaux. Longtemps après son départ, je regardais encore le témoin misérable de cet acte médical inutile et je me demandais, en l'occurrence, qui a eu raison? Par réflexe de classe, je répondrais volontiers le médecin : il a fait son travail. Le malade a fait semblant de comprendre, quand il ne s'est pas répandu en remerciements exagérés, en fait, il était venu faire porter au médecin le poids de ses déboires personnels ou bien encore, était venu se venger sur le médecin d'une affection chronique pour laquelle personne ne pourra jamais rien. Il y a peut-être aussi une tout autre explication : le médecin n'a peut-être pas bien fait son travail. Le consultant était là, angoissé, malheureux, des questions plein la tête et le médecin était pressé, préoccupé peut-être par le malade précédent, peut-être par ses affaires personnelles. Il n'a rien écouté, a sauté sur le premier symptôme pour prescrire le premier médicament venu et le malade s'est retrouvé sur le trottoir, tout malheureux. Et puis une troisième possibilité : le médecin a fait ce qu'il devait faire, le malade a dit ce qu'il devait dire... et le courant n'est pas passé.

Il est parfois, en revanche, des consultants heureux. « Ça va patron? — Ça va et vous? — Au poil, je viens de me faire « arrêter » par mon médecin : quinze jours. Je vais pouvoir aller faire mon jardin. — Faites gaffe tout de même de pas vous faire piquer par les gars de la Sécu [1]. — Pas de dangers, j'ai fait mettre : repos à la campagne. — Il est chic le docteur Machin! — Ça, on peut le dire, jamais il m'a refusé un arrêt. Ah! merde, j'ai oublié de lui faire marquer les médicaments que ma femme avait achetés... Tant pis je le lui demanderai quand j'irai pour ma prolongation... » Gros rires et on arrose ça. Propos typiques. Une demi-heure avant le malade ne plastronnait pas. Peut-être était-il réellement mal fichu d'ailleurs, mais au fond de lui-même il savait bien qu'il en rajoutait. Cet arrêt de travail il y tenait. Quelle comédie a-t-il jouée? Et le médecin? une autre comédie, complémentaire. Il a fait semblant d'y croire et a signé les papiers, nécessaires et inutiles.

---

1. ... rité sociale, bien entendu.

Tous les médecins, tous, ont distribué un jour ou l'autre des arrêts de travail de complaisance, tous ont rajouté sur l'ordonnance des médicaments que le malade s'était lui-même prescrits, seul ou avec l'aide du pharmacien. Le mal ou du moins ce qui est tenu pour tel par les gestionnaires des dépenses de santé est inextirpable. Les médecins sont en ce domaine terriblement coincés : ils sont des agents économiques et des consolateurs. Ce que le cerveau voudrait refuser, le cœur tient à le donner. Qu'on ne s'y trompe pourtant pas, les médecins ne sont pas bouleversés par ce problème. Notre formation économique ne nous empêtre pas trop : nous n'avons que celle que nous nous donnons. Alors les conséquences budgétaires de notre action ne nous déchirent pas comme un cilice. Au reste, nous n'avons pas le sentiment d'abuser : nous avons le sentiment que *certains* abusent. Il y a des nullités médicales, c'est vrai, qui contrebalancent leur petite clientèle de malades véritables par une grande prodigalité dans les signatures de complaisance. Ceux-là sont bien ennuyeux car ils faussent le jeu ; que voulez-vous répondre à un malade qui vous dit : « Vous ne voulez pas m'arrêter ? Eh bien j'irai voir le docteur Trucmuch, lui, il m'arrêtera. » Vous pouvez monter sur vos grands chevaux, excommunier l'intéressé en lui refusant son arrêt de travail, il ira voir effectivement Trucmuch qui, effectivement, l'arrêtera. Bilan final de l'opération : une consultation supplémentaire et — il faut bien que Trucmuch se donne un alibi médical — quelques médicaments parfaitement inefficaces qui iront grossir le contenu de l'armoire à pharmacie. Les économistes de la santé affrontent là une situation inextricable parce que non mesurable. Ils vont donc répondre à l'exposé de tels faits : « Nous avons chiffré : finalement ces arrêts de travail ne représentent que tant de francs, c'est très marginal. » Chiffres sans valeur! ce qui est mesuré, c'est la partie émergée du glaçon, ils méconnaissent tout le reste, c'est-à-dire les faiblesses des médecins « normaux » qui n'ont pourtant aucune pente naturelle vers ce genre de pratiques et finalement n'ont aucune prise réelle sur le problème.

L'arrêt de travail réputé injustifié est un sujet explosif. Injustifié, dira-t-on, mais pas du tout : c'est la société dans laquelle nous vivons qui en est responsable. Les entreprises subissent un préjudice grave sans doute mais, souvent par les cadences et les conditions de travail qu'elles imposent, elles provoquent un désir, un besoin de repos. Mais nous, médecins, nous ne sommes pas innocents; car il faut le dire, même si cela doit égratigner certains épidermes sensibles, ceux qui se font « arrêter » sont bien souvent ceux qui ont l'habitude de confier aux autres les tâches qu'ils devraient effectuer. Ce ne sont pas les plus ennuyés ni les plus malheureux qui bénéficient de notre clémence, ce sont les plus dégourdis, les plus culottés. En ce domaine, la morale n'est pas sauve.

Autre scène, d'épicerie celle-là. « Et votre mère, ça va? — Oh! pas du tout, elle s'affaiblit et puis elle s'ennuie. Ça, elle a de plus en plus de mal à monter ses étages. Je suis allée voir le médecin avec elle, mais il m'a fait une leçon de morale. Il a même pas voulu lui donner de médicaments. Ah! on peut dire que la médecine ne fait rien pour les vieux. Ça ils ont pas à être fiers d'eux... » Et vous, chère madame (ou monsieur), êtes-vous fiers de vous? La question vous suffoque? Calmez-vous et regardons en face le problème, le plus honteux de tous ceux que notre société ait à affronter. Une société qui ne dit pas mais qui pense : Vivent les producteurs aux gros biceps, gloire aux forts, bienvenue aux enfants qui le deviendront, honneur (mitigé) aux mères qui les portent et... vivent les bulletins de vote des plus de soixante-dix ans, qui ne deviennent effectivement « intéressants » qu'au moment où on leur permet de glisser leur enveloppe dans l'urne... Je suis méchant? Je veux l'être. Rien ne me scandalise plus aujourd'hui que l'abandon dans lequel on laisse d'innombrables vieillards. Je me suis sensibilisé au problème en étant pendant un an interne d'un service de « chroniques » : ce que l'on découvre là, au milieu de cette indéfinissable odeur faite de sueur, d'urine et d'antiseptiques est inimaginable : je n'oublie pas cette malheureuse qui s'était fait éjecter de son logement, par un locataire futé ayant le même nom qu'elle, et qui avait conduit un beau soir à l'hôpital sa « parente ». Je n'oublie pas cette aveugle que son mari avait placée là pour vivre plus commodément avec une jeunesse, et je n'oublie pas non plus ces innombrables vieillards, délestés de toutes leurs économies avant d'être installés — pour leur bien! — dans une de ces maisons-prisons. Réellement, il ne fait pas bon être pauvre et vieux. Du moins pour les intéressés eux-mêmes car d'autres tirent les marrons du feu. Et d'abord les hommes politiques qui ne se font pas faute d'aller goûter une soupe améliorée pour l'occasion, ou de distribuer quelques minables chocolats à Noël. Le pire c'est que ça marche, car ces exclus de la vie active ont, au moment de voter, une pensée émue pour ce brave candidat qui est venu si gentiment les voir et leur dire qu'on pensait bien à eux. Les politiques peuvent être tranquilles et agir en toute impunité : il n'y aura jamais de retour de manivelle, jamais de comité de défense des vieux menés par les personnes âgées elles-mêmes. Les parents ont su défendre leurs enfants handicapés; les enfants ayant grandi ne font encore qu'exceptionnellement leur cheval de bataille de la défense de leurs parents âgés.

Il y a pourtant une chose que l'on ne ménage guère aux vieillards : les médicaments. Gouttes, comprimés, cachets, pilules, ampoules, piqûres, suppositoires, tout sert. Il faudrait un Daumier pour camper le vieillard d'aujourd'hui montant ses étages, courbé par le poids d'un sac fort coûteux, puisque bourré de médicaments. Médicaments inutiles cela va sans dire sur le plan de la santé ; médicaments-distraction : la vie s'organise autour d'un verre d'eau et de quelques flacons qui ne servent pas à grand-chose.

La pire tare de la société actuelle, c'est le peu de cas qu'elle fait des vieillards et la satisfaction qu'elle se donne de leur consacrer çà et là quelques miettes. C'est sûrement un progrès d'avoir fait passer en deux ans de dix à dix-huit francs l'allocation minimum des personnes âgées, ce n'est certainement pas une victoire, ni même l'amorce d'un espoir. Si la santé se mesure difficilement en francs, que dire de la joie de « vivre encore » des personnes âgées. Ce n'est pas avec cent francs par jour, à supposer que cela se réalise, que l'on empêchera le désespoir de s'installer, c'est en accordant à ce problème une priorité nationale. Je disais, il y a un instant, que l'hommage que l'on rendait aux femmes enceintes porteuses des futurs bras et cerveaux du pays était mitigé : c'est en effet une punition pour beaucoup encore d'être enceintes ; on y perd de l'argent et du temps que, parfois, l'on ne retrouve pas : je pense aux étudiantes qui redoublent une année pour avoir connu des problèmes avec leurs grossesses. Malgré tout, les luttes incessantes des syndicats ouvriers, des accoucheurs et des pédiatres, des associations familiales, ont modifié et vont modifier bien plus encore la situation. Ce n'est pas encore le paradis, mais ce n'est tout de même plus l'enfer d'être enceinte. C'est pour beaucoup l'enfer d'être vieux. Si quelque ministre demandait à en être convaincu il n'y aurait guère de difficultés à lui organiser le rallye de la honte. A condition toutefois que la visite des mouroirs soit inopinée et que l'on n'ait pas auparavant semé de fleurs les bords des chemins officiels ou garni de plantes vertes chaque recoin d'une salle soigneusement briquée pour la circonstance.

Je voudrais en tout cas souligner ceci : ce devrait être choquant que ce soient les personnels de santé qui aient en charge les personnes âgées. Pourtant, personne n'est choqué : on assimile volontiers vieillesse et maladie. Or, les vieux ne sont pas tous malades : il y a bien sûr ceux qui ne sont plus tout à fait comme avant, ceux qui ont connu un tournant dans leur état de santé : un triste jour, un accident vasculaire cérébral, une crise d'œdème du poumon sont venus signaler qu'il ne faudrait plus compter comme par le passé sur la machine humaine; il y a ceux aussi pour lesquels réellement la vieillesse est un naufrage, pauvre petit monde de délirants perdus dans le temps et dans l'espace, réduits à des satisfactions purement végétatives; mais il y a aussi ceux pour lesquels la vieillesse n'est rien d'autre que l'addition des ans : quelques pièces grincent un peu, l'œil, l'oreille sont peut-être un peu grippés, mais leur état général est excellent; il y a enfin ceux qui, comme n'importe quel enfant ou adulte, sont atteints d'une maladie aiguë dont ils ont presque autant de chances de guérir que les autres : le vieillard, le débile, le taré, constituaient autrefois un trio inséparable, terrain d'élection favori de tous les microbes qui traînaient, ce n'est plus aussi vrai aujourd'hui. Seuls les vieillards réellement malades devraient être du ressort des médecins. C'est une abomination que cette médicalisation du troisième âge. Autant le médecin pourrait avoir sa place dans un système correct pour y jouer son rôle de détecteur, de réparateur, de confident, ayant le temps de parler de tout et de rien, autant la réaction d'identité : vieillesse = maladie est une absurdité.

On ne manquera pas de me dire, de m'écrire, que je méconnais des réalisations intéressantes, que je ferais mieux de me documenter avant d'écrire, que je passe sous silence l'action militante de milliers de personnes qui ne ménagent ni leur temps ni leur argent pour résoudre ce problème ; je répondrai que sur des points précis, tout cela est vrai, mais qu'il ne me suffit pas de voir un tiers des vieillards correctement traités pour tolérer que les deux autres tiers soient réduits à un état indigne. Le voilà le grand malentendu : les expériences de pointe ou les réalisations modèles doivent servir d'exemple, pas de cache-misère ; or, trop souvent, c'est le contraire qui se produit. Je suis toujours étonné de constater combien chacun juge tout d'après sa propre expérience. Lorsqu'on aborde un problème grave, ceux qui ont la conscience tranquille font état de leur bonne foi, de leurs réalisations et rendent impossible le débat véritable. Vous dénoncez l'absurdité de l'enseignement médical ? Immédiatement les protestations se déchaînent. Et qui proteste ? Ceux-là justement qui n'étaient pas visés. Les autres direz-vous ? Les autres comptent les coups, et — pourquoi s'en priveraient-ils ? — s'amusent franchement ; ouvertement quand ils sont entre eux, sous cape quand ils sont en public. Vous protestez contre la situation des vieillards ? Gagez que vous allez voir se dresser tous ceux dont les préoccupations convergent avec les vôtres, mais qui ne sont pas d'accord sur tel usage de tel mot, sur telle façon de le dire. Grippeminaud, le bon apôtre, regarde tout cela de son œil patelin de juge, et n'a pas même, comme dans la fable, l'obligation d'attraper les deux plaideurs pour les croquer : les opposants qui n'en sont pas, s'entre-tuent si bien au combat qu'il ne reste plus qu'à les cueillir. Situation répétée de la guerre de Cent Ans où les seigneurs préféraient souvent s'étriper en tournoi que de courir sus à l'ennemi. Que faudrait-il faire? Que faudrait-il dire pour que les volontés se conjuguent? Il faudrait, je crois, que le rythme actuel se ralentisse ou du moins que viennent des penseurs capables de survoler notre époque, d'en dégager les lignes de force, et d'en faire profiter tous et toutes. Pour l'instant, menacé à chaque instant d'être englouti par les vagues qui déferlent, ayant perdu de vue l'horizon, chacun se bat comme il peut, dominé par les éléments. La vie va trop vite. Beaucoup en souffrent directement, d'autres en subissent le contrecoup. Les personnes âgées particulièrement. Ce n'est donc pas aux médecins ni à la médecine qu'on peut demander de résoudre les problèmes des vieux ou plus exactement de ceux qui ne sont plus jeunes. Il faut bien convenir que ce sont les pays socialistes qui semblent avoir le mieux résolu la question. Le problème des personnes âgées est un problème politique à faire résoudre par des politiques.

Dernière anecdote pour laquelle je refuse d'avance de dire comment j'ai pu la surprendre : deux dames âgées papotent dans leur salon, la semaine a été agitée, la petite-fille de l'une a eu un enfant et la voisine de l'autre — horreur — s'est révélée adultère. Encore que le mari ne paraisse pas tout à fait innocent. Conclusion, à l'unisson : il n'a finalement que ce qu'il mérite. Le silence revient. L'extraordinaire étant épuisé, on peut passer à l'ordre du jour. En premier lieu, la santé. « Pas fort, dit l'une, mes douleurs m'ont repris, tu sais ma vieille affaire de rhumatisme, j'avais vu le petit qui s'est installé il y a quelques années, tu sais bien, le rhumatologue, mais je n'y suis pas retournée : il voulait me faire des injections de cortisone, moi je me méfie de tout ça, je préfère encore souffrir. » Une fenêtre bat, la rhumatisante se retourne trop brusquement, oubliant l'âge de ses articulations. Douleur vive. Air désolé, la visiteuse compatit, se sent obligée de faire quelque chose : « Écoute, ma nièce était comme toi, elle a vu un médecin qui est très bon pour les rhumatismes et il lui a donné... attends je l'ai inscrit sur mon petit carnet, sans lunettes je n'y vois plus du tout, pourtant c'est écrit gros. J'y suis : Cé-les-ta-mine. Il paraît que c'est très doux et que ça fait beaucoup de bien. Il m'en reste chez moi, je vais t'en donner. — Ah, tu es vraiment gentille, je ne sais comment te remercier. »

Et allons-y! Pas d'injections locales de cortisone — jamais — mais un petit peu de « douce » Célestamine — mot merveilleux qui évoque tout à la fois Babar et sa chère Céleste, le ciel, bien sûr, une amie, enfin, qui ne peut vouloir que du bien. Seulement voici le *hic,* et il est de taille, la Célestamine contient un des plus puissants dérivés de la cortisone qui soit. Le piège de l'automédication s'est refermé : en croyant faire moins fort que le médecin, on risque de faire beaucoup plus et sans être au courant des dangers possibles. Théoriquement le médecin qui prescrit un tel médicament en signale les inconvénients à son patient. Mais il se produit tellement de passe-droits, il y a tellement de manières de se procurer un médicament avant que l'ordonnance soit écrite, qu'il faut pour être honnête, reconnaître que bien des individus s'appliquent de leur propre chef des médicaments qui ne sont pas de la fleur d'oranger.

Lorsque l'on pose la question : « Prenez-vous des

médicaments? » la réponse est immédiate : « Moi? Jamais » C'est la même que l'on obtient lorsque l'on demande sans avoir préparé le terrain : « Prenez-vous des alcools ou des apéritifs? » Dans ce dernier cas, la réponse est toujours si fermement négative que, plus d'une fois, je me suis dit que j'allais envoyer un petit quelque chose à cette pauvre famille Ricard qui devait être à bout de ressources. De médicaments, donc, jamais. Du moins de prime abord; si l'on demande en revanche : « Qu'avez-vous comme médicament sur vous, dans votre table de nuit, et dans votre armoire à pharmacie? » l'enquête est plus fructueuse, beaucoup plus fructueuse. Et l'on est stupéfait de découvrir l'usage qui est fait de certains médicaments. « Chaque fois que j'ai mal à la tête, je prends un comprimé de pénicilline et je me sens mieux. » « Moi, ce qui me réussit le mieux pour mon eczéma, c'est une pommade pour chiens. » « Quand j'ai bu un coup de trop, je respire un grand coup d'ammoniaque. Ça débouche, je vous jure. » On veut bien le croire! C'est dans ces cas que l'on mesure le mieux le rôle exact du médicament : dans de nombreuses affections chroniques, il véhicule en fait un contenu magique; on est prêt à passer sur tous ses inconvénients puisqu'on y croit. Cette attitude à l'égard de l'automédication, est l'inverse de celle qui est habituelle vis-à-vis du médecin : on veut y croire et l'on est prêt à gommer les accidents pour continuer d'y croire.

On pourrait continuer longtemps et multiplier ainsi les histoires vraies. Que tirer de tout cela? cette vérité essentielle : il y a en dehors de la médecine officielle, celle du colloque médecin-malade, de la rencontre d'une conscience et d'une confiance, comme on dit si pompeusement, toute une médecine parallèle qui n'est pas celle des guérisseurs, mais qui est celle, propre, des malades. Elle doit être, elle ne peut qu'être, largement supérieure en volume traité à la médecine officielle. Raison de plus pour l'étudier de près, raison de plus pour ne pas faire d'un sujet intelligent sur les autres plans, un véritable attardé médical. Je ne sais pas si l'homme est né bon ou mauvais, je suis sûr en tout cas qu'il est façonnable. Il ne serait pas inutile de lui faire une tête convenable en matière de santé. Comme Sully et Colbert, retrouvant au matin leur bureau, nous pouvons nous frotter les mains de satisfaction; tout reste à faire! et si vous n'êtes pas convaincu, donnez donc la réponse à ces trois questions que chacun devrait connaître pour prendre réellement quelque soin de sa personne : Que signifient des articulations qui craquent, qu'est-ce qu'une personne « fragile du foie » et qu'est-ce qu'une réaction « allergique »? Vous croyez savoir, eh bien, en vérité, je vous le dis, on vous laisse à loisir croupir dans une bonne vieille ignorance dont on rit dans votre dos.

3

Après la soupe, un verre de vin...

En Corrèze, et peut-être ailleurs (mon chauvinisme m'interdit d'aller plus avant dans mes recherches), cet aphorisme a longtemps fait la joie des solides gaillards et des anti-médicastres : « Après la soupe, un verre de vin tire un billet de cent sous de la poche du médecin. » Un peu de décryptage est sans doute nécessaire pour qui ne serait pas trop familier des dictons paysans : mes ancêtres voulaient dire par là qu'un solide coup de rouge après la soupe n'avait pas son pareil comme fortifiant. Conséquence immédiate, le médecin n'avait plus à exercer son activité, déjà à but lucratif puisqu'il était clairement signifié que le prix de la consultation était de cent sous !

Dicton donc à la gloire du vin que le Briviste que je suis transmet bien volontiers aux Bitterois, sans rancune pour les déceptions régulières qu'ils m'infligent chaque mois de mai autour d'un terrain de demi-finale ou de finale de championnat de France de rugby. Peut-être au fond la solidité du pack de Raoul Barrière procède-t-elle plus d'un verre de vin après la soupe que d'un entraînement foncier sévère !

Trêve de plaisanterie ! Le dicton longuement commenté n'était cité que pour souligner ceci : ce n'est pas d'aujourd'hui que l'on prône le retour à la nature et les vertus des produits naturels.

Naturel ! voilà un mot qui, avec « extra », « super » et « nouveau » inspire les publicitaires depuis des années. Bien sûr, le ton change. On est passé en quelques années du slogan coup de massue : « Monsavon c'est Monsavon » à la phrase doctement et suavement susurrée : « Nous avons de bonnes raisons de penser que finalement vous choisirez une voiture Broum Broum. » On n'hésite pas non plus à utiliser la voix de charmants bambins pour ajouter un peu d'émotion, émotion qui s'envolerait rapidement si l'on découvrait que ces voix tendres et fluettes émergent souvent du thorax puissant d'une dame forte, sachant, comme il faut, moduler les sons émis par un organe susceptible à l'occasion de se reconvertir dans Wagner.

Quoi qu'il en soit des variations saisonnières et des modes, la publicité, que nous le voulions ou non, nous assène « naturel » quelques milliers de fois par an.

La découverte du monde dans lequel nous vivons passe par la découverte du monde de la publicité. Je l'ai rencontré par hasard et j'ai bénéficié d'un concours de personnes compétentes et dévouées [1]. La publicité m'est apparue alors comme le ressort essentiel de la société de consommation dans laquelle nous vivons. Cette phrase, je le sais, va provoquer deux types de réaction. Ceux qui savent, diront : « Voilà une belle porte ouverte enfoncée », ceux qui ne sont pas au courant, diront : « Bof, avec moi la publicité ça ne prend pas. » Navré, mais ça prend, et si ça prend c'est que c'est très bien fait et, sans doute aussi, nécessaire. Simplement on peut regretter que les

1. Merci monsieur Godart !

moyens mis en œuvre pour faire vendre et consommer davantage soient parfois d'un goût douteux ou que l'on juge utile de recourir à des arguments discutables du point de vue éthique.

Je me cantonnerai dans mon domaine qui est celui de la médecine et ne parlerai que de la publicité médicale destinée au grand public, négligeant cette fois la publicité destinée aux médecins eux-mêmes pour leur faire prescrire des médicaments. La publicité médicale pour le grand public est souvent intolérable. Pour plusieurs raisons : d'abord elle accumule les contre-vérités, ensuite, et surtout, elle feint d'avoir la caution des médecins. J'aime beaucoup au fond de moi-même certaines campagnes publicitaires et je m'amuse franchement à regarder croustiller certains chocolats, comme j'aime bien entendre (deux fois, c'est vrai, au maximum) la dernière aventure du Gringo, de Jacques quelque chose. Mais la fameuse spécificité médicale me fait dire que l'on devrait ne pas abuser des arguments médicaux. Le public est si sensibilisé à tout ce qui touche aux problèmes de santé qu'on peut aisément le berner mais on rend alors impossible tout effort ultérieur d'éducation médicale, destiné à faire prendre en charge chaque individu par lui-même. Pour m'en tenir à ma spécialité, et pour donner un exemple précis, comment voulez-vous expliquer sérieusement à un consultant ce que va devenir sa chevelure, ou la peau de ses mains, ou son bronzage alors qu'il a la tête pleine de produits censés nourrir, revitaliser les cheveux, des crèmes super, extra-hydratantes, aux extraits naturels, des crèmes antirides. Au chapitre des crèmes antirides, l'une d'elles suggérait régulièrement : « Demandez à votre médecin ce qu'il en pense. » Pour avoir livré un jour le fond de ma pensée à « 50 millions de consommateurs », j'ai reçu en guise de réponse un dossier affligeant sur lequel j'épargnerai les commentaires blessants, mais dont je dirai pourtant qu'au plan scientifique il était nul. De quoi s'agissait-il? Pour prouver le bien-fondé de ses affirmations, le laboratoire qui produisait la crème antirides mettait en avant cinq ou six lettres de dames affirmant qu'il n'y avait rien de plus lisse et de plus doux que leur peau de sexagénaires, douceur rapportée bien sûr à l'usage quotidien et exclusif de la crème miracle. Je le répète, du point de vue scientifique, la valeur de l'argumentation est nulle. Ce n'est pas parce qu'un produit a réussi dans certains cas qu'il est bon. Affirmation qui pourra faire hausser le sourcil mais qui est pourtant admise par tous les scientifiques sur des bases que je veux exposer en détail.

Je veux simplement dire, avant d'entamer la démonstration, que l'immense majorité des produits à vertu médicinale si hautement proclamée, n'ont jamais subi les tests fiables de contrôle d'efficacité; c'est donc une rumeur, une idée reçue, une impression, un dicton populaire, qui sont montés en épingle par les publicitaires; on ressort de vieilles recettes : un coup de plumeau, une pseudo bénédiction médicale et voici la « trouvaille » alimentaire, cosmétique, hissée sur le pavois, médicalisée, parée de toutes les vertus.

Il me faut bien sûr en venir aux vertus des plantes. Je sais par avance que je vais me faire beaucoup d'ennemis parmi de très braves gens avec lesquels je m'entendrais fort bien si j'avais le loisir de les rencontrer : le papier, il est vrai, est toujours un peu triste quand on veut convaincre, mais, tant pis, il faut se décider. On me demande souvent : « Croyez-vous aux plantes? » Je réponds que fichtre oui, puisqu'elles constituent la base de notre alimentation et qu'il serait bien dommage qu'il n'en pousse plus. Cette réponse est tenue pour une dérobade : c'en est une en effet. Si l'on me presse un peu plus en me demandant de prendre parti sur les vertus thérapeutiques des plantes, sur leur pouvoir de soulager et guérir, je réponds cette fois sans ambages que quelques médicaments parmi les plus grands, la digitaline, l'atropine, la morphine (la liste est longue) sont bel et bien extraits de plantes. Mais ce ne sont pas les médicaments qui intéressent mes questionneurs. Ils veulent savoir ce que je pense des « simples ». J'en pense ceci : premièrement leur maniement ne m'a jamais été enseigné par des gens compétents, peut-être donc ma formation d'autodidacte est-elle insuffisante; deuxièmement, je suis tout à fait convaincu de la valeur de certaines plantes, je ne méconnais ni le pouvoir diurétique de la queue de cerises, ni le pouvoir apaisant du tilleul, bien qu'en ce domaine je ne serais sans doute pas mécontent de disposer d'études précises; troisièmement, je suis tout de même très étonné quand j'entends à la radio le dialogue suivant : « Bonjour Monsieur! — Bonjour. — Je me gratte depuis des mois. — Ah bon? — Oui. — Très bien, vous prendrez chaque soir une pincée de chose, une pincée de truc et deux pincées de machin. — Je le ferai, merci beaucoup. » Je me dis qu'il doit s'agir là de deux compères ou bien alors que le prescripteur par ondes longues possède un génie dans le diagnostic téléphonique à me rendre malade de jalousie. Car, figurez-vous, des gens qui se grattent, j'en vois, énormément, et parmi leur troupe, je trouve beaucoup de gales, beaucoup d'eczémas et beaucoup d'urticaires dont je doute fort qu'ils cèdent à quelques pincées de quoi que ce soit. Réserve faite, ce qui n'est pas exceptionnel, qu'une main pas très innocente ait rajouté une pincée supplémentaire de cortisone qui jouera momentanément les cache-misère. C'est pour nous une surprise toujours vive de voir ainsi un médicament majeur, mêlé aux simples ou aux traitements dits homéopathiques.

Je ne condamne pas en bloc la médecine par les plantes sous prétexte que je détecte fréquemment des bavures, je dis que je demeure sceptique. Car, au demeurant, les simples sont connus depuis fort longtemps et je ne sache pas que le niveau de santé des paysans en ait été tellement amélioré, avant que ne survienne la véritable révolution thérapeutique. Je n'ai pas le souvenir du plus petit miracle opéré par les plantes et rapporté ensuite de générations en générations. Les traitements à base de *simples* ne me paraissent donc pas porteurs de promesses quant à la guérison des maladies graves, et je voudrais redire ici que si le plus petit des herboristes faisait un jour une découverte importante, il n'aurait pas à souffrir de l'indifférence du corps médical, encore moins à craindre quelque machiavélique entreprise de l'industrie pharmaceutique destinée à empêcher sa trouvaille de se répandre. Il aurait bien plus à redouter l'afflux des malades envoyés par les médecins eux-mêmes, comme il aurait à craindre de signer un contrat avec le laboratoire qui ne serait pas le plus offrant. Il faut tuer une fois pour toute l'image conventionnelle du génie méconnu, brimé. La société de consommation attend, mendie les découvertes vraies. Elle ne les repousse jamais. Bien au contraire, si les découvertes ne viennent pas, elle fait croire qu'il s'en est produit. Parfois aussi, il faut le reconnaître, l'industrie qui s'apprête à faire des bénéfices grâce à une découverte ne recule pas à l'idée de lui donner une allure plus affriolante, plus séductrice. Ce maquillage à tous les sens du terme se pare souvent des qualités de la nature et du naturel. Nous y revoilà. Je connais peu de domaines aussi fascinants que celui des détergents qui sont la base des shampooings ou des poudres à laver de tous types. Chaque jour, des dizaines de chercheurs, des vrais, travaillent pour que des nouveaux types de molécules soient trouvées pour que ces produits soient bien tolérés, efficaces. Voici le moment de présenter le produit, un shampooing, par exemple, au public : du détergent, on ne dit mot, il n'est plus question que de petites fleurs, de plantes régénérantes, d'œufs, de rhum même. De qui se moque-t-on et qui s'en moque? Réponse plus difficile à fournir qu'on pourrait l'imaginer. Il n'y a pas de coupable vrai, en ce sens que personne ne se sent coupable; c'est au niveau du marketing et de l'agence de publicité que le dérapage s'est produit : le département de vente veut que ça marche, et on le comprend, il y a des emplois à sauvegarder, des investissements à effectuer; l'agence de publicité a des schémas dont elle connaît l'efficacité : « Le public aime, coco, il ne faut pas lui donner autre chose », et comme je me fâchais un peu parce que, décidément, un jour, nous n'arrivions pas à nous entendre, j'entendis cette phrase merveilleuse : « Quand il y a une idée fausse dans la tête du public, celui qui fait une campagne publicitaire en soutenant le contraire se casse toujours la gueule. » Toute vérité, donc, n'est pas bonne à dire : on comprend mieux alors d'où vient le mal; oui le mal : car c'est bien ennuyeux pour nous, médecins, pour vous, malades, que la majorité des informations sur votre santé vous parvienne sous forme de flashs très approximatifs. Après cela, Messieurs Desgraupes, Lalou, Barrère, le docteur Europe et quelques autres pourront bien suer sang et eau à tenter de redresser la barre : leurs efforts seront relativement vains. L'industrie va dire que je lui fais là un procès d'intention, que tout bien pesé, ce qui m'irrite n'est pas si grave, que je me conduis comme si j'étais à la tête d'une association de consommateurs. Effectivement, je suis de ce côté-là. Je dis aussi que la querelle médecins-industrie prendra fin immédiatement si l'industrie s'engage à tester les produits dont elle vante le côté médical en les soumettant au banc d'une épreuve qui est au-dessus des soupçons : celle dite du « double-aveugle ». Je parle là d'une technique éprouvée depuis des années, non pas d'un gadget sans passé ni avenir. Supposez qu'une vieille dame de vos relations, connue pour disposer de secrets transmis depuis la nuit des temps de bouche à oreille, vous convoque sur son lit de mort et vous dise que pour lutter contre les douleurs articulaires rien ne vaut, dans le fond, une infusion, préparée selon des règles qu'elle vous communique, d'une plante qu'il faut cueillir à une heure donnée, à une saison donnée, lorsque la lune est pleine. Vous voilà dépositaire d'un secret qui vous ouvre une alternative délicate : ou bien vous choisissez purement et simplement de prendre la succession de votre vieille amie; le bruit s'en répandra, les clients viendront et pour des raisons que nous reverrons, le succès viendra aussi avec les « guérisons », ou bien vous vous dites : « Et si je cherchais à commercialiser mon legs? » La voie à prendre est alors assez simple : vous pouvez passer par certains offices spécialisés dans la défense des inventeurs et de leurs inventions, l'ANVAR par exemple, ou bien vous adresser directement à un laboratoire de produits pharmaceutiques disposant d'un centre de recherches. Ne vous faites pas trop d'illusions : dans l'un comme dans l'autre cas on va vous accueillir avec gentillesse mais réserve, c'est que vous ne serez pas le premier. Pourtant vous trouverez toujours quelqu'un pour « y croire », et ce d'autant plus facilement que le dossier que vous apporterez sera tout de même relativement étoffé ; vous intéresserez beaucoup plus si vous racontez l'histoire détaillée de vingt malades incontestablement améliorés que si vous faites part d'une simple conviction. L'intérêt éveillé, vous verrez se mettre en place le mécanisme suivant : d'abord des études sur animaux pour s'assurer de l'activité de l'infusion obtenue (à supposer bien sûr qu'il ne s'agisse pas d'une plante déjà archiconnue), et vérifier tout de même qu'elle n'est pas toxique. Si ces premiers tests sont encourageants, pourra débuter l'expertise proprement dite ; le laboratoire contactera un médecin expert, enregistré par le ministère, pour lui demander d'effectuer, sur l'homme, un essai du produit que l'on aura « habillé » en médicament : dragée, comprimé, sirop, pommade... Le premier essai se fera « en ouvert ». Le médecin remettra le produit à un certain nombre de rhumatisants et suivra le devenir de ces malades. Les résultats ne sont jamais nuls, fait essentiel sur lequel il faudra revenir ; aussi c'est seulement si un effet a pu être noté chez la moitié au moins des malades qu'on passera au « juge de paix », comme on dit dans le tour de France pour parler des cols de montagne qui font le partage entre les vedettes et les autres. Le juge de paix des médicaments, c'est l'épreuve du double-aveugle dont la technique est précisément codifiée. Vous devez la connaître. La voici : le laboratoire prépare deux types de tubes ; admettons en effet que ce soit la forme pommade qu'on ait choisie de tester : des tubes contenant un extrait de la plante mélangé à une pommade, appelée le véhicule ou excipient, et des tubes contenant seulement cet excipient. On parle alors de tubes « placebo ». Les tubes sont numérotés et seul le laboratoire sait quels tubes contiennent réellement le principe actif. Le médecin distribue les tubes, au hasard, et note l'effet produit, ainsi que les incidents éventuels. Lorsque tous les tubes ont été distribués et que tous les effets ont été observés, on « décode », c'est-à-dire que le laboratoire classe les observations remises par l'expert en deux groupes : celles concernant les malades traités avec la pommade contenant l'extrait de plante, celles concernant les malades traités avec le seul placebo. Que croyez-vous que l'on trouve? Jamais du tout blanc d'un côté, du tout noir de l'autre. Même s'il doit se confirmer ultérieurement que votre plante était bien la panacée attendue par les rhumatisants du monde entier, les préparations la contenant auront été inefficaces dans bon nombre de cas. Mais il y a beaucoup plus intéressant : le placebo se sera révélé « actif » dans un certain nombre de cas. Ce qui ne signifie nullement que les malades aient menti ni que les médecins aient truqué leurs résultats, cela signifie simplement qu'il existe ce que l'on appelle un effet placebo qu'on ne peut mieux expliquer qu'en disant ceci : en matière de médicaments, aussi, la façon de donner vaut mieux que ce que l'on donne. Vérité tout à fait difficile à faire admettre au public mais vérité inattaquable.

Lorsque l'on conclut d'une expérimentation que le produit est actif, c'est simplement parce qu'il existe une différence statistiquement significative entre les résultats du médicament vrai et ceux du placebo. Oui, il faut des statisticiens compétents pour affirmer la supériorité d'un produit sur un placebo. Voilà donc de quoi condamner les conclusions hâtives auxquelles pourrait donner lieu une étude « ouverte », incapable de faire le partage entre l'effet placebo et l'effet réel, car il va sans dire, mais peut-être est-ce mieux en le disant : un produit contenant le principe actif développe aussi un effet placebo, c'est toujours la même histoire de la façon de donner.

Deux fois au moins dans ma carrière d'expérimentateur, j'aurais mis ma main au feu ou ma tête sous le billot que le produit que l'on m'avait confié était très actif. Deux fois il m'a fallu déchanter et tomber de haut. Il était, je le crois, fort important d'expliquer dans le détail ce qu'est une expérimentation inattaquable dans ses résultats. Je suis à l'aise maintenant pour dire en ayant plus de chances d'être compris que je ne croirai aux vertus réelles des simples qu'une fois ces plantes passées au crible du « double-aveugle ». Faute de cette confirmation, je penserai encore que, décidément, le doute l'emporte et qu'il y a peut-être plus d'effet placebo qu'autre chose. Il n'empêche, je suis très sérieux, que dans les affections durables pour lesquelles on manque par trop de drogues à activité statistiquement démontrée, l'effet placebo est d'une grande utilité car, c'est indéniable, l'effet placebo est beaucoup plus qu'une simple euphorie injustifiée. Je dirai donc ceci : quitte à choisir, je préfère, pour répondre à la demande des « petits » malades, l'usage des « simples » à celui des médicaments coûteux et dangereux. Dans le cas de maladies « vraies », pourtant, je garde ma confiance aux médicaments réellement actifs, utilisés à bon escient. Cela dit, je trouve on ne peut plus curieux les juges sévères qui, attaquant aujourd'hui la médecine sur des bases rationnelles, sur des données indiscutables, mettant en doute l'efficacité même des soins donnés, trouvent tout naturel, une fois la condamnation prononcée, de se retourner vers des concepts mythiques dénués de signification scientifique. C'est que nos administratifs de haut rang, et beaucoup de ministres même, agissent dans le domaine de la santé selon des impulsions qui leur sont données par leur expérience propre : comment les en blâmer? je fais la même chose. La différence qui n'est pas mince tient pourtant au fait que j'en suis à ma vingtième année d'études médicales et que j'ai par là même acquis un jugement assez bon, comme disait Molière. J'ai mon opinion sur la crise pétrolière et j'ai côtoyé de près certains détenteurs d'hydrocarbures, il ne me viendrait pas pourtant à l'idée de me prononcer sur ce secteur sans avoir auparavant beaucoup travaillé le sujet. En ce qui concerne la médecine, comme la police, tout le monde sait toujours ce qu'il faut faire : la réflexion est d'un membre du cabinet de M. Poniatowski, j'y souscris et je le déplore un peu.

Je voudrais conclure ce chapitre sur les mérites relatifs de la nature par un emprunt fait à René Dubos. On donne sans cesse en exemple aux hommes les animaux sauvages dont on loue la puissance, la force, la beauté, l'élan, la santé en un mot. De là à conclure que tout leur vient d'une fréquentation prolongée de la nature il n'y a qu'un pas, allégrement effectué. Raison de plus, beaucoup le pensent, pour se désoler de la pollution, seule responsable des accrocs notés çà et là... Tout cela est très beau, mais très faux : si les animaux font envie, c'est qu'ils éliminent naturellement ceux qui sont porteurs de la moindre tare héréditaire ou congénitale : les malvoyants, les malentendants, les maldentés; les handicapés de quelque bord que ce soit ne font pas de vieux os chez eux. Éliminés aussi ceux qui sont atteints par une maladie sérieuse, ou accidentés. Abandonnés enfin les animaux âgés. La troupe animale a donc une conception drastique de la vie communautaire : les moins forts sont supprimés [1]. Ce sont des règles instinctives contraires qui ont toujours, presque toujours, marqué le comportement

---

1. Encore que la règle ne soit pas absolue, si l'on en croit Mme Ellenberger, grande spécialiste du comportement animal.

humain : on protège les faibles, on soigne les malades, on garde les vieillards. Il n'y a donc pas d'éden inspiré du monde animal. On peut même dire que lorsque les hommes ont adopté le comportement animal le sommet de l'horreur fut atteint : la lèpre a été vaincue en Europe par des mesures de ce type : une personne était-elle suspecte, on lui mettait une clochette au cou et on la conduisait hors les murs. On frissonne à la pensée des malheureux cousins à héritage, un peu boutonneux, qui ont dû connaître ce sort, bien qu'en proie à des troubles fort peu graves.

Grâce à ces mesures, c'est vrai, la lèpre a reculé. Ce sont des « succès » de ce type qui ont dû agiter la cervelle des médecins maudits hitlériens. Grâce au ciel ceux-là ont échoué.

Les « méthodes » animales sont donc inapplicables à l'homme, elles sont même totalement opposées à sa conception de la vie en groupe. C'est une leçon à méditer. L'homme ne doit pas chercher dans la nature des modèles pour sa santé. Il doit bâtir le sien propre.

4

VOUS POUVEZ Y ALLER,
JE SUIS A CENT POUR CENT...

Ce gros monsieur achève tranquillement de se rhabiller après que je l'ai examiné; il pèse cent kilos, a un petit diabète et souffre d'un eczéma aigu carabiné, dû sans doute à l'action allergisante d'une pommade, appliquée depuis quelques jours sur une petite égratignure. Le voilà parti pour deux semaines, au bas mot, de suintements, de démangeaisons et de rougeurs atteignant tout le corps, n'épargnant pas même le visage, gonflé comme un potiron. Un traitement local à base d'antiseptiques colorés, de bains de permanganate et de crèmes à la cortisone devrait notablement raccourcir son malheur. Mais on peut faire mieux : je sais très bien que 6 à 10 comprimés quotidiens de delta-cortisone nettoieraient presque tout en deux ou trois jours. Comme tous les grands médicaments, pourtant, la cortisone prise par la bouche a son mauvais côté : celui de révéler ou d'aggraver un diabète, celui de favoriser la survenue d'infections surtout chez les diabétiques. J'hésite. Mon patient s'en rend vaguement compte et se tourne vers moi : « Y a un pépin, Docteur? — Pas du tout; simplement je me pose un problème : je vous donnerais bien un médicament très actif, mais voilà... » Il ne me laisse pas terminer. « Vous en faites pas, Docteur, je suis à cent pour cent, ça ne me gêne pas... »

Histoire typique, histoire d'Épinal, si l'on peut dire : je raisonne médecine, le malade pense argent. Pour lui, le médecin libre est celui dégagé des contingences financières, celui qui peut tout à son aise prescrire examens, consultations, médicaments, sans que son malade ait à délier sa bourse. Pour lui, le malade véritablement heureux est celui libéré des servitudes du ticket modérateur. Je le pousse un peu : « Ce serait quand même mieux s'il n'y avait rien à débourser chez le médecin et le pharmacien ? » Approbation enthousiaste et vengeresse : « Ah, je pense bien. Avec tout le pognon qu'ils nous piquent pour les impôts, ils pourraient quand même faire un petit geste pour la médecine... » Comme nous nous entendons bien, je lui renvoie tout crûment : « Rassurez-vous, ils font un geste, un gros même. Mais, ils ne le font pas avec ce qui est prélevé par les impôts, « ils » le font avec ce qu' « ils » prélèvent en plus sur les salaires pour la Sécurité sociale. Vous devriez savoir tout ça : vous ne vous intéressez ni à votre santé, ni à votre portefeuille ? — Bien sûr que si, Docteur, mais moi, la politique, je n'y comprends rien. » Une discussion comme celle-là est tout à fait révélatrice de la méconnaissance totale par le public des mécanismes du financement de la santé et l'on conçoit que l'avis des cotisants ne compte pour ainsi dire pas lorsque se prennent les grandes décisions. En ce domaine les payeurs-consommateurs n'ont pas voix au chapitre, ceux qui sont censés les représenter parlent en leur nom. Je trouve pour ma part qu'il n'y a pas, hélas, superposition exacte entre les positions des représentants des assurés sociaux et les préoccupations objectives de ces derniers.

Il y a dans ce domaine une épouvantable carence

d'information. On dirait que tout est fait pour noyer le poisson et l'intérêt : écouter une discussion radio-télévisée sur la Sécurité sociale, c'est exactement comme lire la chronique boursière pour un habitué de Racine ou vice versa. Le jargon est tellement hermétique, ésotérique, qu'au bout de trente secondes, l'attention s'évanouit.

Je me retrouve là au cœur d'un problème qui me préoccupe : celui touchant à la façon de s'exprimer. Il ne faut pas en croire les vers célèbres : « Ce qui se conçoit bien s'énonce clairement et les mots pour le dire arrivent aisément. » On peut concevoir un problème à la perfection et ne pas parvenir à l'exprimer par des mots. Le coup de pinceau de l'artiste, le génie du potier ou l'adresse à ski ne se décrivent pas avec des mots : tout au plus Jean-Claude Killy parle-t-il d'intelligence des pieds. Entre concevoir et exprimer, il existe un vaste océan dans lequel sombrent souvent ceux qui tentent la jonction. Je pense aux comédiens essayant d'expliquer leur jeu, aux grands hommes politiques voulant justifier une action d'éclat, aux critiques d'art voulant faire comprendre ce que signifient peintures ou concerts. Désaccord, donc, sur l'affirmation de Boileau, mais désaccord plus grand encore sur l'usage que l'on en fait en la renversant : un propos clairement énoncé n'est pas automatiquement bien reçu ni mémorisé. Comme il y a loin des mots exprimés par l'un à l'idée intégrée par l'autre! J'ai dit assez de mal des publicitaires pour leur rendre ici cette justice, ce sont eux qui se préoccupent le plus de faire passer le « message ». Que d'efforts pour une petite phrase, anodine en apparence, mais dont la mise à l'épreuve montre pourtant qu'elle a un écho. Les responsables politiques font aussi, je trouve, beaucoup d'efforts pour que la communication s'établisse entre leurs électeurs et eux. Et pour cause : ce sont les grosses

agences de publicité qui prennent en charge leur propagande électorale entre deux campagnes pour les poudres
à laver et le dernier des tonics. Hélas, dans la vie
courante l'information ne passe souvent pas. Même si
elle est répétée des dizaines, des centaines de fois, elle ne
franchit pas le seuil à partir duquel elle peut être retenue
puis comprise. C'est le cas, je le crois, pour les
problèmes de Sécurité sociale. Quelques expressions ou
mots ont été compris : « Je touche », la Sécurité « rembourse » mais même des termes aussi anodins que
« ticket modérateur », « tiers payant », « régime général », « prestations » restent, pour beaucoup tout aussi
inintelligibles que lointains. Tout cela m'apparaît catas-
trophique. J'aurai l'occasion de le redire, toute réforme
importante du système de santé devra résoudre d'abord
le problème de la Sécurité sociale et pour cela, obtenir
l'accord des syndicats ouvriers. Or cet accord, et la
discussion en profondeur qu'il sous-entend, réclament
en priorité que les problèmes soient posés en termes
clairs et intelligibles pour tous. On pourrait, je crois y
parvenir, mais il faudrait pour cela décider de se battre
contre l'armée des amis de l'obscurantisme : rien de plus
mal vu en effet que de s'exprimer en termes usuels à la
portée de tous : être compréhensible ne fait pas sérieux.
Aussi, entre celui qui ouvre la bouche ou prend la
plume, et celui qui ouvre les oreilles ou prend le formu-
laire, il y a toujours quelques doctes personnages qui,
n'ayant pas grand-chose à faire de leur vie, se sentent le
devoir d'empoisonner celle des autres. Combien de fois,
alors que je préparais articles ou programmes audio-
visuels, ai-je vu se lever ces censeurs : « C'est beaucoup
trop léger mon vieux, ça ne fait pas sérieux », ou encore :
« Il y a trop d'oublis, il faut muscler », ou mieux : « Tu
prends vraiment les gens pour des andouilles, c'est

simpliste », et ces censeurs en pantoufles qui, jamais au grand jamais, ne feraient le travail eux-mêmes démolissent ainsi en quelques coups négligents tout ce qui faisait l'intelligibilité d'un document. De correction en précision, de redressement en amélioration, on en arrive au noir complet. Par exemple, à ceci : « Il n'y aura pas lieu également de déférer à la présente convocation dans les cas où pour des raisons autres que celles visées ci-dessus vous vous trouveriez éloigné du lieu où s'effectue l'enquête. » Qui est responsable de « déférer à », de « visées ci-dessus »... ?

Le désir de rester incompris des « explicateurs officiels » vient aussi je crois de ce que j'appellerai la nostalgie du nid. On est bien entre soi, à manier un langage. On se sent au chaud, protégé du dehors, à l'abri derrière le rempart des mots qui vous créent une sorte de paradis artificiel. Un mot prend une signification qui n'est pas la sienne habituellement et cela renforce le pouvoir de celui qui ne le manie plus comme les autres ; mieux, ce mot chargé d'un pouvoir nouveau engendre tout un raisonnement neuf. Et le fossé se creuse entre les responsables et le public.

Voilà pourquoi le monde de la Sécurité sociale reste un monde fermé à ceux qui en sont les pourvoyeurs et les utilisateurs. Quand je pense que l'on maintient la fiction d'une part patronale et d'une part salariale alors que de toute évidence, et en fin d'opération, il n'y a qu'une seule part, la part salariale, je reste ébahi. Mais non, c'est comme ça. Le langage a structuré la pensée. On s'étonnera, après, d'entendre un agriculteur vous dire de but en blanc : « La tétracycline, c'est bien remboursé ? — Oui, pourquoi ? — Rien, pour savoir ; alors vous m'en marquez 46 boîtes. — Et pourquoi ? — C'est pour mes bêtes, ça les fait grossir. » Histoire certifiée exacte, bien plus destinée à montrer l'incompréhension qui règne en maître, qu'à faire jeter l'opprobre sur ce malheureux pas du tout malhonnête au fond de lui-même. Qu'on ne s'illusionne pas : l'essentiel de la population n'a aucune idée de la façon dont elle s'intègre dans le système de la Sécurité sociale : pas de larmes de crocodile donc sur l'absence de sens civique de certains qui préféreraient, les jours de marché, coucher à la clinique qu'à l'hôtel parce que l'hôtel, lui, n'est pas remboursé. Quel mal y aurait-il aussi à « se faire marquer » par le médecin des médicaments pris de son propre chef chez le pharmacien : puisque c'est remboursé, c'est qu'on « y a droit »! « Y avoir droit! »... expression magique, marque des élus, et l'on ne s'étonne plus, dans les hôpitaux, de voir chaque fin de juillet apporter son lot de vieillards que l'on vous confie pour les vacances : « Vous pouvez pas nous le garder pendant un mois, ça nous rendrait bien service... parce qu'on n'a pas de quoi prendre une garde et puis ça ne lui fera peut-être pas de mal, en plus. »

Toutes ces histoires qui font les délices ou les horreurs de réunions spécialisées ne témoignent pas à mon sens du manquement à l'esprit civique : c'est seulement l'indice, je le répète, d'une méconnaissance totale du problème du financement de la santé par la population.

Population qui d'ailleurs ne perçoit pas mieux les problèmes posés par le paiement à l'acte et le paiement direct au médecin.

Le problème du paiement à l'acte est pourtant la clef de voûte de tout le système médical libéral — sans paiement à l'acte, la médecine, dans sa pratique quotidienne, changerait du tout au tout. De quoi s'agit-il? La médecine est au départ un métier libéral reposant sur l'entente qui s'établit implicitement entre le médecin et son malade. Le médecin soigne, le malade paye, la loi de l'offre et de la demande fixant le prix de la consultation. Cela c'était hier ou, même, avant-hier. Petit à petit, et le mouvement n'a cessé de s'accélérer, le côté libéral de la médecine s'est estompé. En France, aujourd'hui, les médecins se répartissent en trois catégories à peu près égales : les libéraux, les salariés et les mixtes. Les libéraux sont payés à l' « acte », les salariés sont payés au mois, et les mixtes jouent sur les deux systèmes dans des proportions variables. Les médecins « mixtes » travaillent à l'hôpital ou dans des dispensaires un certain nombre de demi-journées par semaine et sont, là, en règle générale, payés au « fixe » qu'ils aient vu dans la matinée deux ou vingt malades. Le reste du temps, en revanche, ils exercent à domicile et sont, là, rémunérés à l'acte et directement par chaque malade lui-même : cet exercice-là est réputé libéral. En fait le libéralisme d'autrefois a été très largement atténué par un dirigisme d'État qui se manifeste en particulier par une fixation stricte du prix des consultations : la majorité des médecins passent avec la Sécurité sociale des « conventions », souvent négociées à la baïonnette, qui déterminent donc le prix de la consultation. Ne posent un cas que ceux ayant obtenu le droit au « dépassement permanent » et ceux qui ont, au cours d'une consultation « conventionnée », cumulé les actes. Ceux auxquels la notoriété a valu l'avantage important du « dépassement permanent » inscrivent D.P. sur la feuille de Sécurité sociale dans la case où est inscrit « montant des honoraires versés au praticien ». Ceux qui ont cumulé les actes en mettant en œuvre certaines techniques auxquelles est reconnue une valeur monétaire inscrivent sur la feuille un sigle mystérieux, K 8 par exemple [1], correspondant à la valeur monétaire reconnue par les pouvoirs publics

---

1. En décembre 1976 le K équivaut à 7,20 F.

à cette technique. Mettre un stérilet, c'est K 20, faire un électrocardiogramme, c'est K 12 et plus si l'on rajoute des dérivations. Beaucoup d'autres actes sont « cotés » : brûler une verrue, faire un frottis vaginal... Cette cotation des actes part d'un bon sentiment : on a voulu permettre de « s'y retrouver » aux médecins ayant investi dans des appareils coûteux ou ayant consacré un temps largement supérieur à celui d'une consultation ordinaire à une opération particulière. Hélas, le résultat n'est pas bon. J'ai dit plus haut que je ne savais pas si l'homme était né bon ou mauvais, je crois toutefois que ce qu'a fait naître le cumul des actes donnerait raison à Rousseau : l'homme est bon mais la société le pervertit. Le cumul des actes, pas mauvais dans ses intentions, se révèle aujourd'hui l'une des raisons essentielles du dérapage incontrôlé de la machine médicale. C'est lui qui a le plus favorisé cette fameuse perversion technologique et mécanique de la médecine quotidienne dont je reparlerai longuement. Pour éviter une polémique nationale, je me réfugierai dans un exemple venu de l'étranger, ou plutôt de la famille. Je veux parler du Québec. Les discussions sont plutôt vives, vers Montréal, entre médecins et pouvoirs publics pour les raisons que voici : il y a quelques années les Québécois ont décidé de créer des sortes de cabinets de groupe où le paiement direct était exclu : les Québécois qui venaient en consultation se contentaient de montrer une carte sans avoir à sortir quoi que ce soit de leur portefeuille. Ce système pourtant conservait le caractère libéral de la médecine : les médecins n'étaient pas salariés mais payés en fonction des actes effectués dont ils tenaient une comptabilité soigneuse. La collectivité publique leur payait directement les sommes qui leur revenaient. Pour faciliter le décompte, les services publics mirent sur pied une

« tarification des actes », analogue à celle qui existe chez nous. Bilan au bout de quelques années : assez mauvais! La durée de la consultation a diminué et l'on a vu s'élever de façon vertigineuse la mise en œuvre des actes les plus rapidement effectués et les plus rémunérateurs pour les médecins. Les médecins ont été pris la main dans le sac. En fait, ils ont été piégés, car, soyons justes, même si c'était sans intention malveillante, c'est bien un piège qu'on leur avait tendu. Que l'on y regarde en effet de près : qui a le plus intérêt à la multiplication des actes mettant en jeu des appareils? les médecins, direz-vous? Sûrement! mais aussi, mais surtout, les fabricants d'appareils. Les médecins, lorsqu'ils multiplient les actes ou pratiquent des examens un peu complexes, sont souvent les instruments assez peu conscients d'une formidable pression industrielle qui fait son bonheur d'un marché peu soumis aux variations économiques, puisque « remboursé ». On a beaucoup accablé ces temps derniers l'industrie pharmaceutique et l'on a négligé l'importance considérable des fournisseurs de matériel en tout genre, à la limite des bâtisseurs d'hôpitaux. Ce n'est un secret pour personne : beaucoup trouvent dans la construction d'hôpitaux un débouché « juteux » alors qu'en réalité le nombre de lits actuel n'est pas très éloigné du nombre souhaitable, si les choses se passaient convenablement. Même si beaucoup de médecins refusent de l'admettre, la médecine d'aujourd'hui fonctionne à l'unisson du système de consommation qui rythme la vie du pays tout entier et dont la règle d'or demeure : il faut consommer plus pour devenir plus riche, plus prospère. Hélas, trois fois hélas, si ce système donne des résultats dans certains secteurs, c'est-à-dire si les usagers en sont contents, il fait naufrage du côté de la médecine où la surconsommation ne rend pas les malades heureux mais hargneux ; le bouc émissaire est vite trouvé : c'est le médecin, d'autant plus vulnérable d'ailleurs qu'il nie subir le système et pense conserver en toutes circonstances son libre arbitre. Il n'a nullement l'impression de cumuler les actes pour le bien de la grande industrie. Et pourtant ! J'ai voulu expliquer tout cela parce qu'on n'en dit ordinairement rien au public : combien de personnes ai-je rencontrées qui ouvrent des yeux comme des soucoupes et ponctuent mes explications de « Ah ! » ou de « Non ! » ébahis.

Sachez donc bien, vous, consultants, que vous représentez potentiellement un certain nombre d'examens que l'on peut pratiquer sur vous : certains sont fort utiles, d'autres ne le sont pas, et, sainte horreur, vous ne pourrez pas vous y retrouver, car vous n'avez pas les compétences nécessaires. Mais n'en veuillez pas trop aux médecins qui succombent. Sans trop les plaindre comprenez-les : si les médecins sont parfois les artisans d'une surconsommation, c'est pour une raison bien simple : le tarif perçu par consultation ne permet pas de vivre correctement, à un médecin ayant une clientèle modérée. Il lui faut donc faire du forcing pour survivre. On pourrait abolir ce forcing et cette débauche d'examens, en revoyant, en simplifiant la liste des actes qu'on peut vous faire subir, disons, pour être gentil, dont on peut vous faire bénéficier, et en mettant le holà au cumul. Faute de quoi, les médecins pourraient bien vous proposer bientôt, comme aimait à le prophétiser Gilles Delluc : « un électrocardiogramme, un électromyogramme, un électroencéphalogramme... une économie avec le compteur bleu », prophétie déjà dépassée : l'E.D.F. a renié ses promesses et rogné les ailes dudit compteur.

Voilà donc les dessous, pas très excitants, du paiement a l'acte. Qu'en est-il du paiement direct ? Le médecin ayant préparé sa note d'honoraires peut en faire deux usages : soit vous la remettre et attendre son dû, à charge pour vous ensuite de vous faire rembourser : c'est le paiement direct ; soit, sans rien vous demander, l'adresser à la Sécurité sociale, à laquelle il demandera par la suite de régler : c'est le « tiers payant », expression qui signifie qu'une tierce personne a payé pour vous. Cette pratique bannit totalement le rôle de l'argent dans la relation médecin-malade. Est-ce un bien ? A écouter les malades sûrement : les plus riches n'aiment pas sortir leur argent car ils estiment comme les autres, avoir un droit à la santé, droit gratuit bien entendu, et les moins riches, eux, sont réellement gênés par le fait d'avoir à débourser une somme, souvent coquette, lorsqu'un cumul d'actes est inévitable.

Pour les médecins, le moment de présenter la note n'est pas non plus le moment le plus exaltant de la consultation ; surtout lorsqu'il faut, au sens propre, rendre la monnaie. Le médecin n'aime pas être assimilé à un commerçant. La gêne ressentie apparaît pourtant à beaucoup de ceux qui réfléchissent sur la relation médecin-malade comme indispensable à subir. Le fait de payer le médecin permet au malade de revenir au niveau du médecin qui le dominait par trop au cours de l'acte médical lui-même. Vous qui avez été malade avez-vous eu cette impression ? Pensez-vous effectivement qu'acheter sa consultation au vu et au su du médecin vous permette d'être plus exigeant ? La réponse à ces questions n'est pas simple, comme il n'est pas simple de savoir s'il faut préférer le ticket modérateur ou s'il faut choisir le remboursement intégral. Le ticket modérateur, c'est la différence qui reste à votre charge après que vous avez été remboursé. Ce ticket a-t-il le mérite de dissuader ceux qui ne consultent que « pour leur bon plaisir » ou représente-t-il une injustice qui pénalise les moins fortunés? On ne peut trancher. Il y a des personnes qui, sans être dans la misère, joignent assez difficilement les deux bouts — je pense aux mères de famille nombreuses séparées d'un mari régulièrement oublieux de la pension alimentaire, aux familles à revenus moyens ou modestes ayant trois enfants ou plus. Pour elles, le ticket modérateur représente un prélèvement trop important : on retrouve là le handicap des sociétés modernes, les discussions ne sont que globales et, pourtant, il y a tellement de cas particuliers. Alors est-il possible de dégager des solutions neuves? Sans doute, mais que l'on regarde bien les choses. En fait, ce n'est pas une couche de peinture neuve qui redonne de la solidité à un mur menaçant ruine. Si l'on ne se préoccupe pas de rechercher les causes profondes du mal, rien ne servira de trouver une solution apparente aux problèmes tenant avec insistance le devant de la scène. Tout simplement parce que ces problèmes seront de second ordre et que le nœud gordien n'aura pas été tranché. Le nœud gordien des problèmes de la santé est de nature politique beaucoup plus que financière. Il faut d'abord une politique saine, les bonnes finances lui font cortège.

5

Il en est des médecins généralistes comme des fauteuils Louis XVI : ceux qui donnent satisfaction, ceux qui dégagent un parfum d'authenticité sont réputés « bons ». Qu'en est-il des autres? En matière de fauteuils, on parle de copies, de meubles de style, y aurait-il des copies de généralistes et des généralistes de style? Le problème des médecins généralistes est actuellement, en tout cas, le plus aigu de tous les problèmes médicaux, leur clé de voûte en quelque sorte. Je tiens pour une vérité indiscutable que ce que demandent avant tout les malades, c'est le quadrillage du pays par des médecins généralistes de haute qualité, disponibles et heureux.

Nul doute en effet que le médecin généraliste ne doive être partout le premier recours du malade. Il faut en première ligne un spécialiste des généralités, un généraliste. Or toutes les forces se conjuguent pour étouffer ce vrai médecin. J'ai suffisamment expliqué la vie du généraliste pour ne plus avoir besoin d'y revenir; je veux simplement redire ceci : alors que le caractère contraignant du métier suffirait de lui-même à faire baisser les vocations, tout semble machiné pour aider encore à l'extinction et à l'affaiblissement de la race. Les étudiants que je vois passer en promotions successives veulent, pour la majorité, tenter le concours de l'internat ou préparer une spécialité. C'est en cas d'échec seulement qu'ils envisagent l'installation comme généraliste. A la vocation, disons, pour rester plus simple, à l'intention clairement exprimée, se substitue donc la résignation; ce n'est une aubaine ni pour les médecins ni pour les malades. Une fois installé, bon gré mal gré, le généraliste se voit en outre imposer des conditions d'exercice qui risquent de rabaisser la considération qui lui est due. Le flot de malades que dégorge chaque jour la salle d'attente comporte en moyenne un malade vrai, c'est-à-dire porteur d'une maladie définie touchant un organe précis, pour trois consultants d'un autre ordre : victimes du mal du siècle, demandeurs d'actes purement administratifs ou quémandeurs d'actes routiniers comme les vaccinations, les mensurations. Tout cela fait beaucoup trop de monde : soumis à la pression permanente de la salle d'attente qui s'agite, pressé d'aller effectuer ses visites en ville, le généraliste pourrait bientôt ne plus se dépêtrer de la tentation de faire vite ou de passer la main au spécialiste. Stakhanoviste, trieur, aiguilleur, bref médecin de deuxième zone, voilà ce que menace de devenir le généraliste.

Dans la grisaille pourtant, l'éclaircie est venue, avec des chances sérieuses de s'étendre et de se transformer en « grand beau » parce qu'elle émane des généralistes eux-mêmes. Avec conviction, rage parfois, ces médecins ont secoué le cocotier, après s'être rendu compte que l'essentiel de la médecine passait par eux et que, sans eux, cette même médecine n'existerait pas. Le mouvement est parti de deux groupes : celui des généralistes soucieux de perfectionner leurs connaissances, celui des généralistes lancés dans l'étude passionnée de la relation médecin-malade. Les premiers en ont eu un beau jour assez d'être considérés comme quantité négligeable par les médecins hospitaliers et universitaires. Les propos lénifiants, les attitudes paternalistes les ont hérissés, leur ont fait sortir les crocs. La médecine générale, ont-ils jugé, a ses caractéristiques propres, les malades que l'on doit examiner en ville posent rarement les mêmes problèmes que les malades hospitaliers qui servent pourtant de base à l'enseignement médical universitaire ; les généralistes installés doivent donc s'auto-enseigner, non pas recevoir de la faculté un enseignement octroyé et inadapté.

On me dira sûrement que j'ai tort d'expliquer tout cela au public. « Ils s'en foutent, mon vieux, et puis ils n'y comprendront rien. » Je ne crois pas, je pense au contraire que savoir ce qui se passe aujourd'hui doit raffermir les malades — et les bien-portants — dans une confiance qui menaçait de s'effriter envers leur généraliste. Ce que font aujourd'hui ces généralistes s'épanouira d'autant mieux qu'ils seront mieux épaulés par l'opinion publique. Il faut les soutenir.

J'en reviens donc à la formation post-universitaire assurée par les médecins généralistes eux-mêmes. On a vu fleurir çà et là, depuis deux ans environ, des associations de travail et de réflexion. J'avoue avoir reçu un choc en faisant cette découverte. Ces médecins, quoique parfois engagés politiquement et syndicalement, et dans des directions très variées, se réunissaient en dehors de toute idéologie contraignante pour réfléchir sur leur métier et approfondir leurs connaissances. C'est, je crois, la meilleure nouvelle que l'on puisse adresser aux malades, à ceux qui risquent de le devenir ou à ceux qui pensent l'être. Car parmi les consultants, je l'ai déjà dit, et tous les travaux d'analyses le prouvent, il n'y a pas que des malades au sens classique du terme. En simplifiant à l'extrême je dirai que l'on peut distinguer trois catégories de consultants [1] : les malades vrais, bien sûr, et, tout à l'opposé les bien-portants qui font perdre leur temps aux généralistes, peuple immense des quémandeurs de signatures, qui pour bénéficier des grâces de la Sécurité sociale, qui pour être majorette dans la troupe de son village, qui pour se faire injecter son rappel de vaccination... Je dis que dans les conditions d'exercice actuelles de la médecine, ce type de « malades » est la source d'un épouvantable gâchis, parce qu'aucun contact véritable n'a le temps de s'établir entre le médecin et le malade, parce que ce défilé prend en fin de compte beaucoup de temps qui ne pourra pas être consacré aux autres.

Entre ces deux groupes, une troisième catégorie de consultants rassemble ceux qui ne sont ni véritablement malades, ni parfaitement bien-portants : ils constituent le gros bataillon des clients de médecine générale. On les baptise de noms plus ou moins affectueux : ce sont des fonctionnels, des psychosomatiques, des anxieux, des pusillanimes. Vous, moi, nous tous, avons fait ou ferons partie de cette troupe. Pour des raisons très diverses : surmenage, difficultés de famille, difficultés d'argent, nous perdons de notre ressort et nous écartons de notre comportement habituel. Dans cette atmosphère brumeuse, débilitante, se cristallisent quelques symptômes plus ou moins bien définis : douleurs baladeuses et capricieuses, mal à la tête, troubles digestifs, prise de poids ou amaigrissement, palpitations, troubles des règles, impuissance momentanée. Qui voir d'autre que le

---

1. Le mot de « consultant » a dans la langue française une signification ambiguë. On l'emploie indistinctement pour désigner le malade qui consulte ou le médecin qui le reçoit. C'est seulement le premier sens qui est utilisé ici.

médecin? on va donc consulter; sûrement pas en tout cas pour recevoir des remèdes de cheval en conclusion d'un examen ultra-rapide; ce que l'on demande, c'est du temps, de l'attention, du réconfort, également la prise en compte des symptômes dont on se plaint. C'est pourtant trop souvent le pire qui menace de se produire bientôt : parce qu'il sera débordé, parce qu'il ne sera pas véritablement formé à ce type de médecine le généraliste maniera la massue pour tuer le moustique ou se défaussera sur le spécialiste, lui passant le malade comme on se débarrasse d'une pomme de terre trop chaude.

De ce drame de la cadence forcée pourrait venir une grande misère des rapports public-généraliste. Car, dans le fond, ce « bon » généraliste dont on me demande dix fois par jour l'adresse, que doit-il être au juste? Un technicien, bien sûr. J'entends par là un homme possédant sa technique d'examen, comme Guy Drut [1] possède sa technique de franchissement des haies, un homme capable avec ses yeux, ses oreilles, ses mains, sa bouche de déceler les signes anormaux qui mettent sur la piste du diagnostic : cet enfant grognon, fiévreux, qui a quelques rougeurs derrière les oreilles et quelques points blancs à la face interne des joues, que voulez-vous que ce soit d'autre qu'une rougeole? Et ce monsieur qui depuis quinze jours souffre régulièrement de crampes d'estomac vers onze heures du matin et vers cinq heures du soir, que peut-il avoir d'autre qu'un ulcère? Le médecin généraliste, comme tous les médecins d'ailleurs, doit donc être un virtuose du diagnostic sachant reconnaître les maladies. Mais cela vous suffit-il, à vous, malades, ou à vous

---

1. Ligne écrite avant le 29 juillet et maintenue en décembre : pas d'opportunisme donc dans cette citation.

encore qui faites partie de son entourage? Sûrement pas ;
vous exigez bien sûr un diagnostic, une étiquette posée
au bas du mal comme on voit écrit « Rembrandt » ou
« Véronèse » au bas d'un tableau dans un musée, mais
vous exigez aussi un pronostic, mot familier et pourtant
si mal utilisé par les non-médecins que même l'illustris-
sime Léon Zitrone, défenseur jamais défaillant de la
langue française, s'en sert à mauvais escient. Le pronostic d'une maladie c'est ce qu'on peut prédire de son
devenir. C'est ce pouvoir de définir le pronostic qui
donne au médecin l'essentiel de son prestige. Le médecin
prévoit l'avenir et se doit de répondre à ces questions
lancinantes : « Ça va durer combien de temps? » « Est-
ce que c'est grave? » « Est-ce que ma vie en sera
modifiée? Un peu? ou beaucoup? » Discuter de *leur*
avenir avec *leur* médecin, représente pour les malades
le moment essentiel de la consultation. L'augmentation
irrationnelle de l'activité médicale pourrait bien amputer
considérablement cette partie de la consultation.

Alors on irait trop vite et le temps « gagné » aboutirait à deux désastres : le consultant ne serait pas content,
le médecin risquerait de ne pas se faire comprendre,
faute d'avoir pu s'expliquer assez longtemps. Formuler
trop vite le pronostic à son malade comporte en effet de
nombreux risques et d'abord celui de se « tromper ».
J'utilise volontairement les guillemets car il y a loin de
l'erreur médicale vraie perçue par les médecins, à l'erreur
souvent alléguée par les malades. Je tiens à développer
ce point. Imaginez ceci : vous êtes souffrant et le
médecin vous dit : « Madame (ou Monsieur), vous avez
un ulcère de l'estomac, nous allons le traiter mais il y a
une chance sur mille ou sur dix mille que cet ulcère se
mette à saigner d'une façon extrêmement importante. »
La signification de cette prophétie est claire : elle ne veut

pas dire que chaque ulcéreux aura un millième ou un dix-millième d'hémorragie, elle affirme qu'un seul connaîtra cette complication relativement grave et que neuf cent quatre-vingt-dix-neuf ou neuf mille neuf cent quatre-vingt-dix-neuf autres seront parfaitement épargnés. Que pensez-vous qu'il arrivera? On peut le prédire sans être trop grand clerc : le malheureux qu'aura choisi le sort en voudra très fort à son médecin qui, en l'occurrence, pourtant, n'aura commis aucune faute. Et le reproche viendra : « Il s'est trompé, il a été trop optimiste, il aurait dû m'adresser tout de suite à un chirurgien... » Là, c'est le patient qui se trompe; l'ère des estomacs enlevés est close et bien close, pour une raison fort simple : les ablations d'estomac (on dit les gastrectomies), pour ulcères, ont créé plus de nouveaux malades qu'elles n'en ont soulagé d'anciens [1]. Pourtant, telle personne qui n'oserait jamais dire à son plombier : « Vous mettez un écrou de huit, fichtre j'en aurais mis un de sept », ne se prive pas de juger son médecin lorsqu'il en parle avec des amis. Une fois la consultation terminée, cela va de soi. On touche là, je crois, à l'essentiel. Je comprends fort bien que l'on tienne à son estomac plus qu'au siphon de vidange de son lavabo et que l'on discute âprement de ses propres problèmes avec son médecin mais, voilà le drame, on ne discute finalement pas autant qu'on le souhaite avec son médecin. La consultation de médecine générale semble toujours trop courte, aussi, le malade, plus ou moins affecté par les nouvelles qu'on vient de lui apprendre sans avoir le temps de recouvrer son dynamisme, se retrouve-t-il sur le paillasson en train de lire son ordon-

---

1. Il n'en reste pas moins, bien sûr, qu'il y a encore des gastrectomies qui s'imposent mais en tout état de cause le médecin est encore le mieux placé pour en juger.

nance, document plus magique que riche de réponses aux questions qu'il se pose. Relation médecin-malade faible, parfois nulle, satisfaction du malade au même diapason. Certes, la personnalité du médecin joue un rôle considérable : le généraliste dont la chaleur humaine n'est pas la première des qualités, même s'il fait correctement son travail, laissera dans l'esprit de son patient une curieuse sensation d'inachevé, alors qu'un autre, plus expansif, plus accueillant, plus aimable, saura, tout au contraire dans un temps plus court, redonner l'espoir, la confiance. La personnalité du malade a tout autant d'importance que celle du médecin : un eczémateux masochiste a besoin d'un dispensateur de pommade un tantinet sadique, un malade qui estime qu'il faut payer pour être bien soigné sera très satisfait d'un médecin affichant un tarif trois étoiles (cela peut exister aussi chez les généralistes). Ainsi chaque médecin voit-il progressivement se constituer une clientèle dont le caractère s'harmonise avec le sien.

Harmonie ayant d'autant plus de chances d'être durable que le médecin, implanté depuis plus longtemps, connaît mieux les familles qu'il soigne. Je dis souvent qu'il n'y a plus de médecins de famille, tout simplement parce qu'il n'y a plus de famille. Je vois alors, immédiatement, s'agiter des intégristes courroucés stigmatisant en moi quelque successeur d'André Gide, quelque prosélyte de la vie en communauté. Je les rassure tout de suite, je veux simplement exprimer cette évidence : la famille au sens classique a disparu. La famille d'aujourd'hui se résume aux parents lorsqu'ils sont encore unis et aux enfants lorsqu'ils ne sont pas trop grands. La famille, jadis, allait des grands-parents ou des arrière-grands-parents aux petits-enfants et arrière-petits-enfants, gendres, belles-filles, tontons et tantines compris. Le médecin qui venait rendre visite au malade du jour embrassait d'un regard tout son monde quand il n'en profitait pas pour jeter un coup d'œil à la canine du petit dernier ou aux rhumatismes de la grand-mère. Le médecin d'aujourd'hui, surtout s'il exerce dans les villes et c'est tout de même le cas le plus fréquent, n'a plus cette possibilité de contrôle panoramique régulier, d'où l'émergence de cette hideuse expression de « médecin de quartier », substitut dégradé de celle si tendre de « médecin de famille ». Pressé, relativement lointain, relativement étranger, le généraliste risque de n'être plus qu'exceptionnellement taxé de « bon » et d'autant moins d'ailleurs qu'il deviendra réticent à se déplacer.

La visite à domicile, voilà la grosse épine dans le talon du généraliste. C'est un problème mondial. Le médecin aime de plus en plus que l'on vienne à lui. L'expérience, de fait, a montré que, même en déplaçant les malades sérieux par des températures sibériennes, on ne changeait rien à la maladie, en tout cas on ne l'aggravait pas. Alors à quoi bon ce service médical à domicile opéré dans de mauvaises conditions et qui de plus, est terriblement éprouvant, pour le médecin bien sûr? Les médecins jugent de moins en moins utile de se déplacer. Le public l'admet très difficilement. Je le comprends. Sans doute me reviennent en mémoire ces grippes, angines, maladies infectieuses, appendicites qui ont marqué mon enfance. Quelle trouble félicité, quel réconfort que de voir arriver le docteur, sa trousse à la main, son air sérieux et son sourire désamorçant l'angoisse qu'aurait au contraire sûrement majorée un déplacement en ambulance vers un lointain cabinet. L'arrivée du médecin dans une maison est un phéno-mène dont l'importance échappe je crois à beaucoup trop de praticiens d'aujourd'hui. « On n'apprend jamais si bien la médecine qu'au cours des visites que l'on fait chez ses malades » aimait à répéter l'un de mes patrons. Je pense qu'il avait raison. C'est une dimension supplémentaire de la médecine que l'on perçoit alors. Le maintien des visites à domicile me paraît une des orientations essentielles à prendre. Si le public le souhaite il faut toutefois qu'il aide les médecins à se rendre disponibles. C'est un problème très important, dont il faudrait parler longuement. Disons simplement que se rendre disponible pour les médecins ne signifie pas seulement se rendre disponible de neuf heures du matin à sept heures du soir. La disponibilité des médecins doit être de vingt-quatre heures sur vingt-quatre, week-end et mois d'août compris. Sans doute ce n'est pas du même médecin que l'on doit exiger cet effort surhumain. Il faut au contraire répartir la tâche entre les médecins pour le plus grand bien des malades, ce dont il faudra d'ailleurs les persuader, car l'avantage d'un médecin frais et dispos n'apparaît pas au premier coup d'œil. « Alors, c'est bien le groupe? » demandait-on un jour à une patiente d'un de mes amis généraliste qui venait d'abandonner son isolement pour intégrer un cabinet de groupe. Réponse sans ambiguïté : « Non, on ne peut plus voir son médecin et au téléphone, il n'y a plus qu'une secrétaire. Avant au moins on pouvait parler à sa dame! » Alain Jaubert, de fait, ne travaillait plus le lundi et une partie de sa clientèle lui en voulait un peu. En fait très peu car cet Alain-là est du bois dont on fait les bons généralistes : connaissance plus que satisfaisante de son métier, flair de maquignon, joie de vivre communicative, souci de son prochain, il a tout cela de naissance. On pouvait prédire avant que son installation la clientèle serait satisfaite. Le courant passe, le contact s'établit vite. C'est donc d'un œil goguenard, vaguement critique que ce « bon » généraliste, gâté par la nature, considère les réunions de médecins rassemblés dans le cadre des « groupes Balint » pour discuter entre eux de la relation médecin-malade. Très peu de patients sans doute connaissent l'œuvre du docteur Balint. Médecin généraliste américain, convaincu de l'insuffisance des seules qualités techniques pour soigner les malades, Balint eut l'idée de réunir des médecins généralistes en groupe pour qu'ils se parlent mutuellement de leurs relations avec les malades en partant non pas d'hypothèses abstraites mais de cas bien concrets. Ces groupes sont maintenant implantés dans de nombreux pays. Ils facilitent, à coup sûr, pour les médecins qui y participent la prise de conscience de l'importance des relations humaines à établir avec leurs malades. Il faut se réjouir de la constitution de ces groupes comme il faut exiger que l'étude de la relation médecin-malade fasse partie des études médicales. Il y a dans l'acte médical trois aspects : l'aspect technique, l'aspect relationnel et l'aspect économique. La faculté ne s'intéresse plus qu'au premier, et encore, de quelle manière! Le côté relationnel est pratiquement banni du programme de l'étudiant d'aujourd'hui. Pas de surprise donc si la crise médicale risque de concerner plus que d'autres les jeunes médecins qui, trop nombreux, ne peuvent même plus apprendre de leurs patrons, par imbibition, comment il faut aborder les malades. C'est un problème tellement important qu'il mérite à lui tout seul un chapitre. Le prochain.

6

Un médecin jeune mais bien consciencieux...

Il faudrait un cerveau supérieur à celui d'Einstein pour concilier ces deux propositions : premièrement les études médicales sont devenues un tissu d'absurdités, ne correspondant plus à rien; deuxièmement les médecins formés de cette manière sont meilleurs que ceux des générations précédentes. C'est à quoi pourtant beaucoup voudraient arriver. Défaut que l'on croirait bien français mais retrouvé pourtant dans tous les pays que j'ai pu visiter.

Que les études médicales aient carrément franchi la limite séparant le bon sens du mauvais goût, est une réalité aujourd'hui admise par tous. Je n'étais pas le premier à le dire lorsqu'au milieu de l'année 1975, je me suis mis en campagne, je dis pourtant, en conscience, l'avoir fait avec une meilleure connaissance des faits que la majorité de ceux qui m'avaient précédé dans ce combat. Tout simplement parce que je m'étais plus occupé du problème sur le terrain. Rien de plus drôle en effet que la majorité des réunions dites d'enseignants tenues dans les centres hospitalo-universitaires : on rêverait d'y voir s'installer sournoisement la caméra invisible, chacun verrait alors qu'on se soucie plus des prérogatives des professeurs que de l'enseignement proprement dit. Qu'il n'y ait pas d'ambiguïté : je ne dis pas qu'aucun ne s'occupe sérieusement du problème de l'enseignement, je dis que lorsque des décisions sont prises, elles vont dans le sens de la satisfaction des professeurs, pas dans celui qui ferait le bonheur des étudiants et, bien sûr, des malades.

L'aboutissement c'est cela : des études médicales, qui s'étendent sur sept ou huit ans, comprennent seulement trois années de contact encadré avec les malades : c'est insuffisant d'autant que ces trois années sont, encore une fois, plus théoriques que pratiques.

On m'écoutait sans trop y prendre garde, en se récriant lorsque je déclarais par exemple que j'avais eu un patron gâteux — le plus étrange étant d'ailleurs que chacun avait reconnu un personnage différent —, mais en se disant qu'au fond tout cela ne mènerait pas très loin.

Quel est le mot magique des années 70? Sondage! Il me fallait un sondage pour confirmer les propositions que j'avançais. Des amis me ménagèrent un rendez-vous avec un monsieur fort aimable de la S.O.F.R.E.S., intéressé et compétent. *Le Quotidien du médecin* acheta puis publia le sondage en janvier 1976. Résultat : 91 p. 100 des étudiants en dernière année de médecine estimaient que la faculté ne leur avait pas enseigné de quoi exercer correctement le métier de généraliste.

Je n'avais pas attendu le résultat le cœur battant : il se trouve en effet que je n'avais pas, en une intuition géniale, décidé *ex nihilo* que les études médicales étaient mauvaises; j'avais, en revanche, parce que c'est mon métier et parce que c'est mon plaisir, discuté des centaines d'heures avec les étudiants, écouté puis vérifié leurs doléances. En attaquant, comme je le faisais, les études médicales, j'étais, sinon exclusivement du moins avant tout, le porte-parole de leur déception et de leur angoisse.

Les médecins ne sont pas des anges, on retrouve chez eux les caractères que l'on retrouve dans n'importe quel groupe humain : des calmes, des gentils, des durs, des énergiques, des actifs, des temporisateurs, il n'empêche que tous, une fois confrontés aux malades, n'ont qu'une envie : guérir ou soulager ; les motivations peuvent être très diverses, mais quelle importance : je ne vois guère de différence entre un médecin désirant guérir pour satisfaction personnelle et celui désirant le faire pour se dévouer à autrui. Cette volonté constante d'être présent et actif constitue pour moi un élément essentiel de toute analyse sérieuse du système médical ; ce système repose sur le désir de bien faire, renouvelé, pour chaque malade : qu'on vienne me montrer une seule autre institution aussi solidement profilée vers l'expansion du bien.

L'institution médicale renferme donc, en elle-même, par essence, le besoin de faire utile. Quel malheur de la dévoyer! Or l'étude de la médecine est dévoyée, au sens propre. L'éducation médicale, comme un train fou s'est lancée à toute vitesse sur une voie de garage. On verra bientôt surgir le butoir et le choc sera rude.

Quels sont les aiguilleurs responsables? Bien malin qui le dirait. Pourtant le fait est là, on a perverti l'enseignement de la médecine quotidienne. La perversion repose sur une erreur sémantique qui abuse largement le public : on appelle sciences fondamentales les sciences biologiques. Or ces sciences ne sont absolument pas le fondement, la base de la médecine. Pour la pratique médicale courante s'entend, car pour la recherche médicale c'est une tout autre affaire [1]. Mais je soutiens et j'aurai l'occasion de le redire, que le médecin généraliste compétent et dominateur que je souhaite voir émerger ne

---

1. J'insiste bien, c'est une tout autre affaire. Ne mélangeons pas les genres.

sera jamais le produit d'un bourrage de crâne intensif à base de matières dites fondamentales. Je tiens pour essentiel que le public se pénètre de cela : c'est une des pierres d'achoppement de la réforme de l'enseignement médical. Pour préserver leurs avantages actuels, des groupes de professeurs de sciences fondamentales, aux étiquettes politiques aussi variées que possible, mais plutôt situées à gauche, se réunissent : ils sont d'autant plus redoutables qu'ils ont totalement perdu le sens du réel et qu'ils agissent de bonne foi, mais sans jamais ou presque écouter les malades. Car des malades ils n'en voient point, je dirais même qu'ils refusent d'en voir et que par tempérament ils les repoussent. Une très remarquable psychanalyste, femme d'un professeur d'une ville de l'Est, m'expliquait un jour ceci : « L'exercice médical vise au maintien de la vie, or le choix d'une discipline fondamentale est finalement un refus d'étudier les problèmes de la vie. Lorsque le malade se réduit à un peu de sang dans un tube, à un petit fragment d'organe désinséré du reste de la personne, à un tracé sur une feuille de papier, que reste-t-il de réellement médical? Presque rien, l'essence de la vie a disparu... » Les sciences fondamentales ne sont donc pas le fondement de la médecine qui s'occupe des malades. Cela dit, et j'aurai l'occasion d'expliquer pourquoi, il ne faut pas faire disparaître mais, bien au contraire, développer les sciences dites fondamentales; simplement il faut avant toute chose les remettre à leur vraie place, c'est-à-dire en soutien, et non pas en éclaireur, de l'activité médicale. Les étudiants en médecine et les malades ne seront pas les seuls à en tirer profit, les pouvoirs publics et la nation tout entière y trouveront leur compte : qu'est-ce qu'un médecin gavé trop tôt et de façon anarchique de sciences fondamentales? c'est un médecin dépensier. Lorsque l'on vous a coulé dans le moule des sciences « fondamentales », dès votre arrivée à la faculté, vous êtes déformé jusqu'à la fin de votre vie. Plutôt que de parler au malade, vous préférez lui brancher quelques fils, lui prélever quelques pintes de sang pour analyses variées et le gaver de médicaments qu'un visiteur médical vous aura présentés avec un luxe de termes chimiques et de graphiques à faire pâlir d'envie un candidat à Polytechnique.

Candidats à l'X qu'on retrouve d'ailleurs de plus en plus nombreux en médecine. Par la magie de la sélection opérée sur la base des sciences " fondamentales ", 20 à 25 p. 100 seulement des étudiants désireux de faire leur médecine sont admis à poursuivre leurs études après le terrible concours de la première année. A ce concours qui sera reçu? ceux qui travaillent, c'est sûr et, parmi eux, surtout les forts en maths : on est tout naturellement arrivé à cela : s'orientent de plus en plus vers la médecine les élèves relativement doués en maths, physique, chimie, mais pas assez tout de même pour faire une grande école. « Je travaille avec un copain qui a été collé à Polytechnique, me disait un jour un étudiant de première année. Ah! lui, il faut voir comme il se balade. » Ses yeux luisaient d'émerveillement. A court terme, c'est vrai, le copain en question ne posait de problèmes à personne et n'en connaissait pas lui-même, mais plus tard...

Mon cher ami, me dira-t-on, mon cher ami, bien sûr nous savons tout cela, mais vous avez tort de le dire : vous contribuez à ternir l'image du médecin dans le public. La solution doit venir de notre sein, nous sommes une grande famille! D'ailleurs, regardez avec quel sérieux, avec quelle application, travaille la commission Fougère, chargée de transformer les études médicales... Voilà le grand malentendu, la grande erreur. Je ne pense pas rendre un mauvais service à la médecine ni aux médecins en mettant sur la place publique les problèmes médicaux. Pour plusieurs raisons : la première et la plus importante, c'est que la médecine est par excellence une activité publique et qu'elle ne saurait se concocter dans des cénacles privés, la seconde est qu'une profession incapable de faire son autocritique publique, me paraît être condamnée à disparaître ou du moins à s'étioler, la troisième est que le public est déjà tout à fait au courant.

Il faut réellement avoir les yeux et les oreilles entourés d'un bandeau et se fourrer par-dessus le marché la tête sous l'aile pour arriver à se persuader que le public ne s'est pas rendu compte que quelque chose clochait dans la formation des médecins. Les plus ardents propagandistes de ce mauvais message ne sont certes pas messieurs Mérat, Minkowski ou Escande, ce sont je le crois, les centaines, les milliers de parents d'étudiants en médecine qui ne se privent pas de livrer à l'entour les réflexions que leur inspire le système. Ce sont aussi les médecins eux-mêmes. Les médecins pontifes se trompent beaucoup s'ils croient pouvoir abattre les critiques en mettant à l'écart quelques-uns d'entre eux.

Le public, donc, s'est fort bien rendu compte du désarroi fréquent des jeunes médecins, désarroi qui ne fait d'ailleurs que traduire leur honnêteté foncière. C'est dur de dire à une jeune femme enceinte que l'on vient d'examiner : « Madame, vous avez peut-être la rubéole mais, comme je n'ai étudié ni la dermatologie, ni les maladies infectieuses, je ne peux rien vous dire. » C'est dur, c'est vrai, pour l'amour-propre mais, convenons-en tout de suite, c'est plus dur encore pour la consultante.

Il faut à mon sens ne pas hésiter à mettre le doigt sur

les insuffisances criantes du système actuel de formation des médecins et sur les problèmes rencontrés par les jeunes médecins. Il va de soi que si les études sont mauvaises, les médecins ne seront pas aussi bons qu'ils pourraient l'être. Sinon, il serait inutile de changer quoi que ce soit.

Je tiens toutefois à dire ceci : les jeunes médecins ont droit à l'estime et à la confiance du public : pour compenser les insuffisances de la faculté ils s'imposent souvent, à leurs frais et de leur propre chef, deux ou trois années d'apprentissage supplémentaires pendant lesquelles ils fréquentent l'hôpital, « parasitent », comme ils disent, certains de leurs confrères déjà installés, bref, se font la main en double commande.

Gageons pourtant que si rien n'est fait pour changer le système, la bonne volonté s'effacera. Alors, alors seulement, le drame deviendra quotidien. Nous n'en sommes pas là, raison de plus pour ne pas perdre de temps.

En attendant la méfiance s'est tout de même glissée dans le public et l'on voit se produire un phénomène jusque-là inconnu : les médecins nouvellement installés ont plus de mal, mettent plus de temps à se faire une clientèle que leurs prédécesseurs. Pourtant, toutes les études concourent à montrer que plus il y a de médecins, plus il y a de malades. Ce qui va dans le sens de ce dialogue entre Laurel et Hardy qu'aimait tant à citer le professeur Trémollières : « Mon ami et moi, dit Laurel, avons remarqué que là où il y a des fromages il y a des souris. — Mon ami et moi, reprend Hardy, avons remarqué que là où il y a des souris il y a du fromage ! »

Les jeunes médecins se constitueront donc leur clientèle sans éprouver encore trop de difficultés, mais ils le feront dans une ambiance de plus en plus revendicative envers la faculté. Alors qu'ils n'étaient jusqu'à la fin de leurs études qu'obsédés par le désir d'être reçus à leurs examens, et par celui d'apprendre à reconnaître les maladies qui se voient à l'hôpital, ils découvrent tout à coup la réalité de leur métier, ils apprennent à distinguer les diverses catégories de malades déjà évoquées : malades « organiques », malades « fonctionnels », bien-portants en quête de certificats ou de gestes routiniers. Ils apprennent à assumer leur triple rôle de dispensateur de soins, de confident, d'agent économique car ils prennent vite conscience des quantités de monnaie mises en jeu par leur signature au bas des ordonnances et feuilles de Sécurité sociale.

Deux attitudes se dégagent alors. Pourquoi ne pas le dire puisque c'est vrai : certains, fort en courroux contre la faculté, travaillent à approfondir leurs connaissances, font tout pour découvrir les moindres recoins de leur activité. C'est l'un d'eux que me décrivait un patient : « Je suis suivi, me disait-il, par un médecin jeune mais bien consciencieux... » D'autres, parce qu'ils n'ont pas en eux les ressources suffisantes et parce que le prestige, les premières rentrées monétaires et la tranquillité enfin trouvée leur montent un peu à la tête, se complaisent dans une sorte de suffisance insuffisante. Ceux-là prétendent volontiers que finalement tout ne va pas si mal... puisqu'ils sont heureux. Leurs clients ne se sentent pas forcément malheureux non plus. Il n'y a pas que les phénix et les insatisfaits d'eux-mêmes qui soient capables de soigner les maladies guérissant toutes seules! Pourtant, il faut bien en convenir, l'insuffisance de leur formation se fera forcément sentir çà et là, un jour ou l'autre. Je ne dis pas cela pour semer la terreur dans la population, mais je crois que certains de mes amis seraient encore en vie si les études médicales étaient différentes de ce qu'elles sont.

Toujours est-il que les généralistes n'attendent pas de la seule faculté le secours nécessaire. Certains choisiraient même, si la possibilité leur en était donnée, d'instaurer un système tout nouveau traçant au beau milieu des médecins une frontière bien nette entre les généralistes et les autres. Ils disent : nous ne voyons pas les mêmes malades que les hospitaliers ou les spécialistes ou, du moins, ces malades au sens classique du terme ne constituent qu'une infime minorité de nos consultations, nous ne voyons pas nos malades ou nos consultants du même œil ni dans les mêmes conditions, nous réclamons donc le droit de nous former entre nous à un métier qui nous est propre. Nous saurons ainsi quoi faire devant un rhume, un enfant qui ne grandit pas assez vite au gré de ses parents, une petite irrégularité des règles, un mal de tête tenace... toute chose pour laquelle ce que nous avons appris « officiellement », ne nous est d'aucune utilité. Nous aurions la possibilité de mieux soigner et de mieux aider si l'on nous laissait faire. C'est un peu la même chose qui s'exprimait par la bouche d'un généraliste lors d'une réunion tenue à Asnières : « D'abord, me reprocha-t-il avec une véhémence qu'atténuait beaucoup un regard bleu plein d'intelligence et de gentillesse, je ne vous autorise pas à m'intégrer dans le cadre des médecins, je ne me sens rien de commun avec les médecins à yachts et à millions ; nous nous battons, nous, à un tout autre niveau. »

Je trouve très important de rapporter ces propos pour montrer combien la faille risque de devenir profonde. Il y a là un élément d'information peu connu de l'opinion publique qui risque un jour de se trouver très surprise par une fronde des généralistes auxquels on voudra alors faire supporter tout le poids des responsabilités. On n'en est pas encore à la rupture, loin s'en faut ; pour boucher

la faille, de bons esprits et de grands récupérateurs sont
à l'œuvre.

Les grands récupérateurs sont constitués essentielle-
ment des médecins hospitalo-universitaires qui, la
bouche hier encore pleine de commisération envers les
« braves » généralistes, se retrouvent tout à coup pleins
d'une admiration sans bornes et d'une affection profonde : pensez au désastre que constituerait la coupure
en deux de la faculté ou plus simplement la perte du
contrôle par la hiérarchie hospitalo-universitaire de la
formation continue des généralistes. Tout s'est passé
comme dans certaines courses de vitesse en cyclisme : les
généralistes ont démarré et pris quelques longueurs
d'avance. Un instant dépassés, les hospitalo-universitaires ont réagi, repris la tête et, selon une méthode qui
leur est chère, et pour laquelle ils ont le jarret qu'il faut,
ont imposé une séance de sur-place. Lorgnant par en
dessous, ils surveillent leur adversaire susceptible à tout
moment de leur filer sous le nez. Qui s'imposera
finalement? J'espère de tout mon cœur que ce seront les
généralistes.

Mais, me fait-on remarquer, vous-même êtes-vous
sincère? Voyons ce n'est pas possible? et la troupe
chuchote : que veut-il? que cherche-t-il? Je ne veux, ni
ne cherche, rien. Je me sens libre comme l'air de dire ce
que je pense et je ne songe guère au choc en retour. La
clef de mes positions est fort simple à découvrir : mes
amis les plus chers, mon parrain, sont généralistes, et
mon seul souci actuel est de faire qu'eux et leurs
semblables connaissent les meilleures conditions d'exercice possibles, pour le plus grand bien des malades, cela
va de soi. Voilà pourquoi je dis ce que je dis sans
demander rien à personne et sans réclamer le moindre
strapontin dans le moindre organisme officiel. Cela me

vaut quelques mécomptes : les généralistes ont une sensibilité d'écorchés vifs, il m'arrive, sans le vouloir, de blesser parfois leur amour-propre, mais cela me vaut, surtout, de très grandes satisfactions : celle de rencontrer des médecins heureux de se battre pour conserver à leur profession une qualité et une chaleur sans lesquelles elle serait vouée à disparaître.

Il faut donc, et ce sera la conclusion de ce chapitre, que tout le système médical soit bâti de telle sorte que son noyau dur soit le corps des généralistes appuyé, à sa demande, par le corps des spécialistes et celui des hospitalo-universitaires.

Les modalités d'application seront discutées plus loin mais la règle d'or demeure : le généraliste d'abord. C'est encore une fois au bien des malades que l'on pense.

$$7$$

ALORS... JE SUIS FOUTU?

La médecine a pour but essentiel de retarder la mort.
« A choisir, Docteur », me confirmait un jour sans
ambiguïté un malade auquel je disais qu'il avait tout
intérêt à se faire opérer d'une cataracte en dépit d'un
infarctus récent, « à choisir, je préfère être aveugle que
mort. » Vivre, il faut vivre, il faut rester vivant. Nous
demandons tous, ou presque tous, au bourreau lorsque
approche le moment, encore une petite minute. Rien ne
me bouleverse plus que les agonies brèves ou interminables dont je suis depuis vingt ans assez régulièrement
le témoin. En face de ces combats dérisoires pour sauver
encore quelques parcelles de temps, devant ces ventres
qui se creusent, ces respirations qui graillonnent un
lugubre bruit de fond, devant ces fronts emperlés de
sueur, ces muscles du cou qui se tendent à craquer pour
faire rentrer encore quelques bouffées d'oxygène, devant
cette mouche qui se pose cette fois sur le nez sachant —
par quel instinct? — qu'elle ne risque plus d'être
dérangée, je sens, nous sentons tous vaciller notre
impassibilité professionnelle. On donnerait tout pour
que cela cesse, on espère le miracle comme s'il était

encore possible, ou bien au contraire, l'on se prend à désirer le coup de pouce salvateur qui mettrait un terme à ce combat dont le vainqueur est connu d'avance. Et puis la rigidité des dogmes qui nous ont été enseignés nous reprend. Nous continuons un combat dépassé, dérisoire jusqu'à ce que les yeux qui se retournent, ou la pupille qui s'agrandit, viennent nous certifier, presque à coup sûr, que la mort est là.

La mort, bien des sociétés, et la nôtre il n'y a pas si longtemps, l'ont considérée comme un événement normal. Mieux comme un événement auquel il était bon de se préparer sa vie durant. Qui ose, aujourd'hui, dans le monde occidental parler de la mort simplement? Quelques penseurs sans beaucoup d'élèves dont on ne sait s'ils préfigurent un retour aux coutumes passées ou maintiennent leur survivance.

L'homme occidental d'aujourd'hui refuse la mort, repousse son idée, la met entre parenthèses. Qu'on ne voie pas seulement là le recul du sentiment religieux : s'il joue un rôle, il n'est certainement pas essentiel; les vivants autrefois prêts à mourir, ou, du moins, accoutumés à l'idée de mourir n'étaient pas tous persuadés de la réalité d'un monde ultérieur : simplement, ils inséraient l'idée de leur mort dans le quotidien de leur vie.

Ce n'est plus permis aujourd'hui. Nous, les médecins, le percevons peut-être mieux que d'autres. Exceptionnellement, devant un malade atteint d'une maladie que nous savons être mortelle à plus ou moins brève échéance, pouvons-nous dire la vérité. Le mensonge par dissimulation ou par omission volontaire n'aura d'ailleurs pas la même présentation aux États-Unis, où devant une affection au-delà de toute ressource on annonce tranquillement : « Vous avez un bon vieux cancer, qu'on va vous guérir sans perdre de temps », là où en France où l'on dira : « Mais non, pensez-vous! ce n'est pas du tout ce que vous pensez. Toutefois, il faut vous soigner et vite. »

Si j'ai pris ici l'exemple du cancer, c'était pour mieux illustrer mon propos : pourtant la réalité est d'un autre ordre. Le diagnostic de cancer n'est pas un arrêt de mort loin s'en faut, alors que bien d'autres maladies qui n'effraient guère le public le sont assez régulièrement. Il n'en reste pas moins que nous, médecins, nous voyons refuser par les coutumes de notre temps et du lieu où nous vivons le droit d'annoncer la proximité de la mort. Et cette pression de la société fait que ce serait en effet une catastrophe d'annoncer de but en blanc la nouvelle : le terrain n'est pas prêt, c'est donc à la famille que l'on apprend la nouvelle. Au malade, lui-même, on travestit la vérité. Et même s'il a compris et dit, la voix cassée : « Alors... je suis foutu », on fait comme s'il s'était trompé. Ces pratiques sont aujourd'hui celles qui conviennent aux malades comme aux médecins lesquels, d'ailleurs, ayant tous vu au cours de leur carrière des cas de guérisons inespérées et inattendues, se disent que, finalement, mentir, c'est choisir une autre vérité, même très improbable.

Il ne faut, bien sûr, rien changer brusquement aux habitudes qui ont été prises. Ce qui doit changer, tout de même, c'est la tendance qu'ont aujourd'hui les médecins à se dissimuler les véritables problèmes posés par la mort, à ne plus assumer la mort de leurs malades. Je parle là, non plus du moment évoqué plus haut où s'impose le diagnostic de maladie mortelle et qui laisse présager une évolution devant s'étendre sur quelques semaines, mois, ou même années, je parle des heures, au maximum des quelques jours de conscience précédant la mort. On a bien mesuré aujourd'hui que nombre de mourants voulaient parler, que c'était un très grand service à leur rendre que de les aider à parler de leur propre mort, que c'était peut-être même l'essentiel que ne pas laisser mourir un être désespéré. Au dialogue pourtant peu de médecins se risquent et je n'ai pas en ce domaine fait mieux que les autres, faute d'être formé comme il faut. Cette lacune dans leur formation explique facilement ce que chacun peut constater à loisir : les grands problèmes agitant le monde médical sur le thème de la mort sont ceux qui se déroulent hors la conscience du malade, je veux dire devant un malade comateux et qui a toutes chances de le rester. Faut-il ou non arrêter la réanimation ? faut-il ou non prélever des organes encore assez vivants, eux, pour pouvoir servir à un autre? Problèmes assurément considérables mais qui se résolvent, il faut en convenir, hors la présence du principal acteur; problème mettant face à face, une fois encore, la famille et les médecins et permettant d'interminables discussions sur les limites précises de la vie. Je me répète : c'est un problème d'une très grande importance, mais cependant secondaire quand on pense à la réalité de celui posé par les mourants conscients.

Le véritable problème de l'euthanasie, c'est chez les conscients qu'il se pose avec le plus d'acuité : c'est devant un sujet suppliant qu'on en finisse, qu'on le voit surgir dans toute son ampleur et c'est là que se dessinent les limites du pouvoir médical : détenteur du poison, qu'il refuse le plus souvent, le médecin agit là selon les directives de la société et non plus selon les souhaits des deux individus directement impliqués : le malade et lui. Pourtant l'euthanasie existe et plus de médecins qu'on ne le croit y ont eu recours sans que rien ne transparaisse au-dehors, et cela est un bien : l'euthanasie ne se débat pas sur la place publique, elle se décide au plus secret du rapport médecin-malade. Décisions uniques qui ne sont que cas d'espèces, et communions totales, décisions terribles qui ne sauraient se traduire en mots surtout pas en textes législatifs. On a voulu faire du problème de l'euthanasie le pendant ou la suite du problème de l'avortement. Rapprochement surprenant à première vue : l'avortement clandestin était une réalité, répétée à longueur d'années des centaines de milliers de fois dans un pays comme la France, pour le plus grand péril de celles dont les ressources étaient les plus faibles. C'était un acte d'intelligence et de santé publique que de chercher à résoudre ce problème en ne craignant pas les coups de ceux qui n'arrivaient pas à se faire à la réalité du phénomène et voulaient croire qu'il n'était pas inéluctable. Ce problème réglé, que voit-on surgir? Le problème de l'euthanasie : quelle possibilité de légiférer puisque les faits sont presque inconnus? Il faut dire que le problème que l'on voulait surtout résoudre était celui d'une euthanasie particulière. On voulait savoir s'il était légal de tuer les morts légaux. Je m'explique : il y a une définition légale de la mort et beaucoup de sujets, maintenus en survie artificielle par des appareils de réanimation étaient morts selon la loi. Avait-on le droit de débrancher les appareils? Terrible dilemme, car, çà et là, se publiaient quelques observations extraordinaires au cours desquelles on avait vu des morts « légalement constatés » retourner à la vie après des semaines de nuit complète. Les techniques de réanimation avaient rendu caduque la définition jusque-là admise. Les intérêts qui soutenaient la querelle n'étaient pas toujours définis avec précision : ils pouvaient pourtant se discuter précisément et se cristalliser sur deux points : le coût d'une vie humaine, le besoin d'organes.

Depuis des générations et des générations on s'obstine

à penser que la mort ou, mieux, le coma qui précède immédiatement la mort, ne sont pas des points de non-retour. En bloquant par certaines techniques les risques de décomposition, de putréfaction du corps, on pourrait attendre des jours meilleurs : ceux où un art médical plus aguerri permettrait de traiter les troubles responsables de la « mort ». Il y a un peu partout dans le monde, et bien sûr aux États-Unis, des centres de congélation pour milliardaires. On peut souhaiter par pur sens démocratique que ces tentatives ne restent pas le privilège de quelques-uns mais deviennent l'espoir de tous. Pourquoi pas après tout? Parce que le coût en serait trop élevé. Revoilà l'argent, système de mesure coercitif qui borne toutes les générosités. Aucune nation ne peut assurer la congélation pour tous. Aucune nation ne peut assurer non plus la réanimation indéfinie pour tous les mourants. Ce pourrait être pourtant une égalité de plus devant la mort et la maladie que la certitude de pouvoir disposer, le moment venu, d'une place réservée dans un centre de réanimation. C'est impossible. Bénéficient donc des centres de réanimation des « privilégiés » : les jeunes, et les relativement bien-portants qui ont relativement plus de chances que les autres de s'en tirer. Les autres ne sont admis que dans la limite des places disponibles. L'égalité des chances n'existe plus; faute de moyens. Tous ces problèmes pourtant ne me touchent guère. Je me sens donc relativement peu concerné par telle ou telle affaire particulière comme celle de cette jeune fille plongée dans le coma depuis quelques années et dont la justice dira si l'on peut ou non la « tuer » sans discussion possible. Au milieu des drames et des misères quotidiennes qui sont innombrables, je juge que ce problème mérite peu de faire perdre leur temps à ceux qui soignent. Il est trop marginal ; mais il est des morts exemplaires, des morts qui pèsent plus que d'autres et pas toujours en bonne justice : je ne peux écouter sans bouillonner les bulletins d'information qui consacrent trois minutes angoissées au problème d'un condamné à mort, trente secondes résignées au lot habituel de cadavres du conflit du moment (Vietnam, Liban ou le prochain) et dix secondes à la limite de l'hilarité aux cent dernières victimes de la dernière vengeance du Boxeur ougandais. Pour moi, il n'y a pas de petite ni de grande mort et ces discussions de cas exceptionnels ne me paraissent pas avoir la valeur d'exemple qu'on leur accorde. Elles masquent au contraire l'essentiel des problèmes que pose la réanimation. Technique inattaquable dans son principe, la réanimation est trop souvent utilisée comme un alibi pour tendre, une fois encore, un épais rideau entre le médecin et le malade. C'est un écran commode que l'on se tisse à grands coups de cathéters piqués dans les veines, de sondes enfoncées dans tous les orifices. Je ne dis surtout pas que ces techniques n'aient pas dans des cas précis une incontestable utilité, je dis que leur usage immodéré doit faire souvent plus de mal moral aux mourants qu'elle ne leur apporte de soulagement physique. Vous allez mourir et vous le sentez confusément. Préférez-vous vous préparer à votre mort ou devoir supporter des encouragements forcés auxquels vous ne pourrez réagir, tout empêtré de tuyaux que vous serez ? Je ne veux répondre à la place de personne. Je dis seulement que si je me trouve un jour dans une situation telle que les techniques de réanimation me permettraient de ne m'octroyer que quelques heures supplémentaires de survie intubée, et perfusée, je demande qu'on me laisse le corps libre mais qu'on s'occupe de me parler.

Un double dessin, de Konk je crois, avait fort bien résumé l'affaire : sur le premier intitulé « avant » on voyait le mourant seul sur un petit lit entouré de toute la famille en larmes, sur le second intitulé « maintenant » on voyait le mourant bardé de tuyaux et d'aiguilles, mais seul. Mourir, je le crois, doit rester un acte collectif.

Un tout autre problème, très important à mon sens, est celui du prélèvement des organes du mourant. Telle que se passent les choses aujourd'hui, tout n'est pas pour le mieux dans ce drame à personnes multiples que l'on appelle la greffe et tout prend un relief plus saisissant encore si l'on sait que l'objet du débat est un corps qui n'est plus tout à fait un être, pas encore un cadavre. Pauvre corps à bout de forces et de ressources soutenu par des moteurs perfectionnés, mais possédant encore ce souffle grâce auquel les cellules vivent toujours : quelque chose de la vie s'est maintenu. Ces cellules qui vivent ont un prix inestimable. Surtout celles des reins, beaucoup moins celles du cœur pour une raison simple : les greffes du cœur ont largement échoué, les greffes rénales n'ont plus leurs preuves à faire, elles sont sans conteste utiles.

Mettez-vous à la place des médecins qui voient régulièrement venir les consulter des malades anxieux, attendant depuis des semaines, des mois, qu'on leur trouve enfin un rein compatible avec leur organisme. Ces médecins savent fort bien qu'à quelques pas de là, en service de réanimation, il y a des corps qui n'auront plus jamais la moindre relation humaine, mais qui pourraient « servir » encore, par leurs reins justement. Or, le prélèvement n'est le plus souvent pas possible : parce que les familles s'y opposent, parce que les médecins de réanimation — et ils ont eux aussi raison — veulent donner toutes les chances, si minimes soient-elles, à leurs malades.

Mettez-vous à la place des familles, espérant elles aussi un miracle et ce d'autant plus fort que le drame a été plus soudain et que le moribond est plus jeune. N'est-il pas compréhensible qu'elles refusent le don d'organes qui pour elles, si l'on y regarde d'un peu près, consiste à prononcer la sentence de mort et à cautionner l'exécution.

Voilà à nouveau, au premier plan, l'impasse famille-médecins, les membres de la première transformés en égoïstes, refusant la réalité et privant d'un organe attendu un malade mal en point, les seconds métamorphosés en bouchers, en charognards.

Le problème ne trouvera de solution stable que lorsque auront été trouvés les critères inattaquables de la mort. Les familles alors seront déchargées de leur fardeau. Leur opposition s'éteindra. Mais en attendant? Il faudrait sûrement que de son vivant chacun d'entre nous précise dans quelles conditions il est prêt à céder une partie de lui-même. Le débat y gagnerait en clarté.

Les problèmes de la mort sont donc bien trop souvent aujourd'hui des problèmes escamotés ou travestis. Lors des moments décisifs, l'on scotomise le principal intéressé pour déplacer la discussion au niveau de son entourage. Ou bien encore, les problèmes de la mort sont débattus gravement par des congrès de bien-portants n'ayant en vue que la mort de l'autre. Et cela traduit bien la réalité actuelle : il est exceptionnel d'entendre aujourd'hui s'exprimer celui qui va mourir, de l'écouter envisager sa prochaine rencontre avec la mort. Le ferait-il d'ailleurs qu'on le jugerait inconvenant, assommant, ou qu'on ferait mine de ne pas le prendre au sérieux : « Allez, vous voulez encore vous faire plaindre, mais vous vous portez comme le pont Neuf. » Ou bien encore : « Mais non, c'est une mauvaise passe, vous allez vous en tirer, vous verrez. »

Seule caricature grotesque de l'intérêt que l'on porte à la mort elle-même : l'opulence de certaines entreprises de thanatopractors, ou de certains marchands de cercueils super-rembourrés, poignées en argent, larmes en argent. Si l'égalité devait un jour exister, j'aimerais que ce soit d'abord devant la mort et que la boîte soit la même pour tous. Quelle dérision que cette opulence, que cette pompe déplacée qui justifie si bien la formule : « Il est perdu... pas pour tout le monde! »

« Il est perdu », locution si courante et tellement significative. C'est après la consultation faussement rassurante, c'est lorsque le médecin abandonne son sourire forcé et sa voix artificiellement gonflée pour faire « plus gai », que la famille, encore elle, intervient : « Il est perdu, n'est-ce pas? Combien de temps cela peut-il prendre encore? » Questions auxquelles il est toujours hasardeux de répondre précisément mais qu'il aurait sans doute mieux valu aborder de face avec l'intéressé lui-même. L'évolution en ce domaine sera, je crois, longue à se dessiner. Ce n'est pas une raison suffisante pour ne pas rejoindre dans les efforts qu'ils déploient Ginette et Émile Raimbault. Lorsque nous médecins, saurons et pourrons répondre à la question : « Alors... je suis foutu? », lorsque les familles seront d'accord pour que le débat s'engage sur des bases sincères, l'homme aura fait un grand pas sur la voie de sa prise en charge. Je ne crois pas en la vie plus réussie de ceux qui refusent d'envisager la mort et je n'adhère pas totalement non plus à la formule rituelle : « Il a eu une belle mort : il s'est endormi et ne s'est pas réveillé. » Cette mort, réussie, c'est vrai, du point de vue technique est, me semble-t-il, un échec si elle n'a été précédée d'une réflexion profonde. Lorsque j'étais interne à Laënnec, je voyais de ma chambre un cadran solaire sur lequel était inscrit : « Heu, fortasse Mortis tuae quam prospicis Hora... » Hélas, l'heure que tu attends est peut-être celle de ta mort. C'est aussi l'interrogation de Brassens : « Est-il encore debout le chêne ou le sapin de mon cercueil? » Ce n'est pas refuser l'action que de vouloir donner de l'importance à de tels problèmes.

II

DES YEUX POUR VOIR?

Les responsables à colin-maillard

LA MALÉDICTION DU PROPHÈTE ILLICH

Dans le domaine de la santé, comme dans tous les autres, il y a des « locomotives » ; ces leaders ne sont pas toujours des « responsables » et n'exercent souvent aucune autorité de fait. Ils dégagent plutôt une sorte de magnétisme difficile à traduire par des mots. Ils font passer un je ne sais quoi dont les âmes palpitent. Je voudrais dans la seconde partie de ce livre m'intéresser à ces leaders et plus particulièrement à ceux d'entre eux dont je pense qu'ils se trompent de temps à autre. Je voudrais montrer combien les propos ronflants, les affirmations assurées qu'ils lancent sont parfois carrément des erreurs, dans certains cas sonnent creux, dans d'autres cas, enfin, sont simplement mal compris. Il ne s'agit pas de régler des comptes et pour le prouver je battrai d'abord ma propre coulpe et je le ferai à propos de l'œuvre d'Ivan Illich. J'avais, en écrivant *les Médecins,* glissé sans trop m'en soucier une plaisanterie exécutoire sur Ivan Illich : « Aucun médecin, avais-je écrit, ne refusera ses soins à Ivan Illich quand il sera encore plus malade qu'il ne l'est aujourd'hui... » Phrase désobligeante, j'en conviens, que je ne renierai pourtant pas si je ne me sentais fort coupable de l'avoir écrite sans avoir connu Ivan Illich autrement que par des on-dit. Je n'avais pas vu, je n'avais pas lu, mais j'avais entendu « causer », comme dit le grand Cavanna. Ce que j'avais entendu était d'ailleurs, au départ, très louangeux : Catherine, avec qui je suis marié depuis quatorze ans, s'occupe autant d'éducation que de médecine, j'avais assisté à sa lecture passionnée des œuvres d'Illich sur l'école. Puis vint la publication par *le Nouvel Observateur* d'articles concernant, cette fois, la médecine. Les rumeurs soulevées parvinrent jusqu'à l'hôpital Tarnier et, chose assez curieuse, ce milieu fort peu conservateur eut un jour un réflexe de classe. Cet Illich, pas même docteur, et qui nous condamnait, non mais!... D'où le jugement, pardon, l'exécution sommaire sans jugement. Une telle faute ne pouvait rester impunie. Le châtiment vint par la plume de Maurice Clavel. Si Minos juge aux enfers les perfides humains, Maurice Clavel juge sur terre les interviewés de la télévision. Or il y eut le 9 mai 1975 une émission de Bernard Pivot qui mérita ce soir-là son titre d' « Apostrophes ». Alexandre Minkowski, Georges Mathé et moi-même échangeâmes quelques propos dénués d'aménité, Maurice Clavel ne l'oublia pas : « Des médecins s'engueulaient bon train. Lapouge commence à parler d'Ivan Illich. Au bout de trois mots, prrrtt! Union sacrée, corps médical ressoudé! un vrai miracle thérapeutique! » « Au bout de trois mots », c'était en fait à la suite de l'énoncé d'une phrase d'Illich, contenant sur la tuberculose une contre-vérité tellement énorme, à savoir que les médicaments n'avaient aucune utilité ou presque dans la lutte antituberculeuse, que notre sang ne fit qu'un tour. Je ne veux pas m'étendre sur le sujet et dis simplement que les tuberculoses graves que l'on voit très régulièrement chez les sujets transplantés feraient pas mal d'infirmes ou de cadavres si les antituberculeux n'existaient pas. Il est heureux que des médecins venant de s'étriper joyeusement aient su mettre une sourdine à leurs querelles lorsque l'on en vint à parler de médicaments utiles aux malades. Cela dit, ce malheureux Ivan Illich était une fois de plus jugé sur le détail et ma honte déjà mentionnée s'en trouve multipliée par deux.

J'avais, heureusement, déjà en poche de quoi me tirer de ce guêpier. J'étais allé chercher Alexandre Minkowski avant de rallier le plateau d' « Apostrophes ». Minko m'avait donné le jour même... *Némésis médicale,* reçu en double. Je lus donc *Némésis médicale.* Je dis *Némésis médicale* et non pas « *la* » *Némésis médicale.* Némésis est un nom propre : on ne dit pas plus *la* Némésis médicale que l'on ne dit *le* Giscard d'Estaing. Némésis est la déesse d'une vengeance particulière : la déesse de la roue qui tourne. Elle se venge d'une opulence ostentatoire pour replonger dans la misère ceux qui s'en étaient trop insolemment tirés. Pour Illich, le prochain secteur où Némésis devait se manifester ne pouvait être que la médecine. Némésis allait pour un temps devenir Némésis « médicale ».

Qui est Ivan Illich? Surtout pas un médecin, surtout pas non plus un spécialiste des problèmes de la santé. Ce religieux redevenu laïc, a installé au Mexique un centre de réflexion sur le monde industriel. Les aberrations ponctuelles que nous pouvons tous détecter chaque jour çà et là, lui paraissent devoir être réunies dans un schéma d'ensemble qui serait la logique même du système industriel. D'où ses études, entre autres, sur l'école, l'automobile et la médecine. Que l'on note bien : Illich n'a pas étudié le secteur médical pour lui-même, il l'a fait pour y chercher l'empreinte de la « maladie industrielle ». Il l'a trouvée et promet à la médecine des lendemains qui déchantent. Le livre d'Illich n'a connu en librairie qu'un succès de brève durée. En outre, cette plaquette s'est vue considérée comme une sorte de pamphlet venimeux. Il vaut mieux que cela. C'est un livre dont il faut détacher trois aspects : sa signification profonde, les erreurs d'orientation qu'il menace d'engendrer, le caractère faussement scientifique qu'il s'est donné. Je commencerai par là : la moitié de chaque page est occupée par un fatras de références bibliographiques censées donner à l'ouvrage un aspect de compilation sérieuse. L'effet est raté : un article sérieux sur un sujet aussi vaste comprend cinq références ou six mille, pas quelques centaines choisies on ne sait trop pourquoi. Je mettrai au même niveau les exemples scientifiques contenus dans le texte, destinés à donner du poids à l'ouvrage. Sans vouloir jouer les doctes docteurs, je dirai qu'elles sont légères et nuisent à la démonstration plus qu'elles ne l'étayent. Passons; c'était inutile mais cela ne remet pas en cause l'intérêt du fond. Le fond, c'est donc une étude orientée sur la médecine d'aujourd'hui, censée produire plus de malheurs qu'elle n'atténue de souffrances réelles. La médecine, dit Illich, engendre une contre-productivité : bonne au départ elle est responsable par ses débordements actuels de beaucoup trop d'effets nuisibles. Le risque pouvait être couru lorsqu'il s'agissait de traiter d'authentiques malades qu'on ne pouvait laisser en l'état, il doit être dénoncé et combattu lorsqu'il représente le tribut à payer pour des traitements administrés à tort. Quand on parle de traitements administrés à tort on ne pense pas seulement aux erreurs éventuellement contenues dans une ordonnance ou commises lors d'une intervention chirurgicale, on pense à l'erreur qui a consisté à rédiger l'ordonnance ou à décider de l'intervention. Pour Illich la cause est claire, nette, entendue : trop d'actes médicaux sont inutiles dans leurs principes, nuisibles dans leurs effets. Les hommes, drogués de médecine, démissionnent devant leur propre corps, devant leur propre santé, s'en dessaisissent pour le confier aux médecins un peu comme on porte une veste chez le teinturier. Ces conséquences néfastes de la médecine ont un nom global : c'est la *iatrogenèse*. Terme mal choisi déplorent les étymologistes, qui a pourtant fait fortune et n'a pas été d'ailleurs inventé par Illich.

La démonstration la plus émouvante d'Illich concerne les problèmes de la mort. Beaucoup de ce que je pense aujourd'hui, beaucoup de ce que j'ai pu écrire dans les pages précédentes, a pour base le profond besoin de réflexion que m'a inspiré *Némésis médicale*. J'ai mesuré combien la mort était niée par les médecins et combien cela devait être préjudiciable aux mourants.

Autre temps fort, plus contestable celui-là, le commentaire sur la douleur, considérée par Illich comme devant être respectée puisqu'elle permet à l'homme de prendre la mesure de lui-même. Hélas, dans bien des cas, souffrir n'apporte strictement rien, diminue même. Je veux bien parier qu'Ivan Illich, s'il devait un jour commencer de souffrir très régulièrement, préférerait sans doute recourir aux antalgiques, dès lors qu'il sentirait sa capacité de jugement s'effriter : on ne souffre pas toujours impunément et la douleur ne grandit pas immanquablement celui qui s'efforce de la dominer. Le combat est souvent trop inégal... Pas de querelle de bouts de chandelle pourtant. L'essentiel est qu'Illich ait mis au clair, au jour, tout un courant d'opinion réputé « antimédical » qui s'agitait en convulsions souterraines et soutenait que le médecin vole à l'homme une partie essentielle de lui-même : voici l'adversaire de la médecine déclaré, ou, plutôt, voici que tonne au-dessus des médecins la malédiction du prophète. Aux médecins de réagir, ils ont de quoi le faire. Le font-ils? Tous n'en prennent pas le chemin. Il y a d'abord les superbes girouettes, sensibles au plus léger frémissement de l'air qui, tournant avec grâce sur leur âge pour mieux s'orienter dans le sens du vent, ont entrepris de se faire une parure des idées d'Illich, un peu comme le geai se pare des plumes du paon. Tout cela avec une aisance imperturbable, laissant à penser qu'ils ont connu Ivan tout petit et qu'ils ne sont pas, bien entendu, surpris de ce qui se trame, et que tout compte fait, ils auraient bien pu écrire eux-mêmes *Némésis médicale!* Ces « suiveurs », héritiers par l'esprit des petits marquis versaillais, ne sont pas dangereux, ils sont même fort drôles. Combien de fois m'arrive-t-il, au cours de conversations impromptues, de refouler mes idées et de prendre un air pâmé en les écoutant. Ils sont heureux et je m'amuse : de quoi pourrais-je me plaindre?

Viennent ensuite les médecins porte-parole de groupes plus ou moins étoffés qui jugent Illich du haut de leur énervement et de leur méconnaissance. Leur contre-contestation personnelle ne débouche sur rien. Leurs jugements trop précipités, bâtis sur le sable, sont incapables d'arrêter le mouvement qu'ils jugent condamnable. On les écoute pourtant et l'on commente leurs propos : c'est dommage, mais c'est la traduction médicale d'un phénomène très répandu : les hommes publics ouvrent indifféremment la bouche pour parler de ce qu'ils connaissent bien et à propos de quoi ils ont effectivement quelque chose à dire d'original, ou pour donner leur avis sur des sujets d'actualité sur lesquels ils n'ont guère réfléchi. Le malheur veut que ces deux types de propos puissent être prononcés du même ton assuré, avec la même force de persuasion; il arrive même, et c'est bien plus courant qu'on ne le pense, que le moins solide, le moins important ou même ce que l'on souhaiterait voir oublié, reste finalement la seule chose retenue. On se prend à rêver d'un système automatique analogue à celui qui fonctionne dans le film « Pussy Cat » où l'on voit s'inscrire dans le coin de l'écran « message de l'auteur », au moment où Peter Sellers, psychiatre un peu spécial, délivre l'essentiel de sa pensée!

Il y a enfin les médecins qui, se sentant atteints par les propos d'Illich, se bloquent et refusent la discussion, négligeant même de s'intéresser au problème et s'enferment dans une réaction hostile ou goguenarde strictement inutile qui, à terme même, risque d'entraîner la médecine vers de très graves mécomptes. J'aurai l'occasion de montrer bientôt comment ces réactions épidermiques, allergiques, ou d'indifférence de certains responsables médicaux traduisent leur refus de la discussion, leur impossibilité de s'adapter, et leur politique de l'autruche. Dans un monde aussi mouvant que le nôtre, l'adaptation raisonnée reste la seule chance de survie. En niant purement et simplement l'intérêt d'un courant de pensée qui fait naître tellement de passions dans le monde entier, certains médecins puissants essayent de lutter contre la lame de fond en étendant les bras. Ils seront emportés dans la tourmente, et ceux qui, rassurés par leur stature, s'étaient regroupés autour d'eux, comme les poussins sous les ailes de leur mère, seront aussi emportés.

Ce refus obstiné de regarder en face, laisse le champ libre aux utopistes, bien intentionnés peut-être, mais tellement dangereux. Excellente sur certains points, l'analyse d'Ivan Illich risque en effet d'être néfaste à terme si on laisse occuper par des anti-médecins le terrain libéré par les médecins. Car s'il est bon, à mon sens, de dénoncer l'expansionnisme de la médecine, s'il est bon de dire que trop attendre de la médecine est une erreur et qu'il y a décidément des situations où le médecin ne peut tout résoudre en deux pilules et trois coups de bistouri, c'est un bien mauvais service à rendre aux malades que de laisser croire que tout sera parfait lorsque le dernier médecin aura été égorgé sur l'autel de Némésis.

Ce que ne fait pas d'ailleurs Ivan Illich mais ce à quoi son œuvre, mal interprétée, pourrait conduire. Dans beaucoup de domaines en effet être « anti-médecine » peut, en toute bonne foi, paraître un bien. Mais l'exposé des faits montre, hélas, que les problèmes sont souvent plus complexes qu'il n'y paraît.

Je vais prendre un exemple très simple, celui de la vaccination antitétanique. Il se développe aujourd'hui un très fort mouvement contre les vaccins. La vaccination antitétanique est beaucoup moins sur la sellette que le vaccin antivariolique mais on la discute tout de même. Lors d'un congrès sur l'avenir de la médecine [1] le responsable d'un journal underground, remarquablement intelligent et cultivé, m'expliquait avec beaucoup de sincérité qu'il avait quelques jours auparavant absolument refusé une injection de vaccin antitétanique : « Je ne veux pas, me disait-il, qu'on introduise dans mon corps du fer et un liquide qui lui sont étrangers, on devrait interdire cette vaccination. » Je lui répondis : « Alors, vous êtes pour la mise à mort par tirage au sort. » Il ne comprenait pas. J'expliquai : « Vous pouvez parfaitement prendre pour vous la décision qui vous

1. Tenu au Québec et publié par la revue *Critère* dirigée par Jacques Dufresnes.

apparaît la meilleure, mais, dans la mesure où vous souhaitez que se généralise votre comportement, il vous est nécessaire de savoir que ne pas vacciner l'ensemble de la population aboutirait finalement à ce qu'un pourcentage, minime certes mais réel, meure dans le tableau d'horreur que donne toujours le tétanos. » Et je donnai pour exemple les soldats des armées américaine et allemande pendant la dernière guerre, les premiers vaccinés, les seconds non. Les résultats se passent de commentaires : il y eut un ou deux cas dans l'armée américaine, des milliers dans l'armée allemande. Ces milliers de tétanos des troupes allemandes, il faut en convenir, n'ont jamais touché qu'une faible partie des effectifs, mais, pour ceux qui furent atteints ce n'était pas une consolation. Je voudrais insister sur ce dernier point : chacun juge de la médecine d'après sa propre expérience, personne n'y échappe, pas même les médecins qui changent souvent de comportement avec leurs malades après qu'ils ont été victimes d'un ennui de santé plus ou moins sérieux. Les médecins cependant peuvent très rapidement replacer leur propre cas dans le contexte général. Ce n'est pas ce qui se produit pour d'autres. Combien de décisions gouvernementales ont-elles pour point de départ une anecdote médicale survenue dans l'entourage d'un ministre ! J'ai découvert ceci : un individu émettant une opinion catégorique sur la médecine a généralement dans son histoire personnelle ou dans celle de sa proche parenté, une aventure précise, ponctuelle, dont il déduit des vérités générales. Combien de fois ai-je entendu cette phrase : « Vous avez tort (ou raison) de dire ce que vous dites, parce que moi, un jour... » Je comprends fort bien et je ne condamne pas, simplement je lance un cri d'alarme : il ne faudrait pas que tous ceux qui ont été mécontents une fois ou l'autre de la médecine s'unissent pour la condamner définitivement. Il ne le faut pas pour eux, car ils se sentiraient penauds, le geste accompli, de constater que décidément c'était une erreur. Or, en ces temps de doute, tout le monde a au moins une histoire à raconter dans laquelle la médecine, hydre impersonnelle, n'a pas fait son devoir. Je n'échappe pas à la règle. Lors de mes deux dernières hospitalisations, j'ai dû une première fois aller chercher le directeur de l'établissement pour que l'on consente à s'occuper du malheureux infecté, promis au billard que j'étais, et, la deuxième fois, dire le fond de ma pensée à une dame de la réception qui eng... les agents de police pour m'avoir conduit dans le « mauvais » hôpital après un accident sur la voie publique. Nanti d'un superbe traumatisme crânien et aussi nébuleux qu'un adversaire de Monzon après le treizième round, j'ai déversé à la malheureuse un torrent d'insanités avec énoncé complet de mes titres et travaux! Ces jours-là j'aurais volontiers plastiqué tous les hôpitaux et exécuté tout le personnel! C'est vrai tout de même que l'on aime être chouchouté et cajolé quand on n'est pas bien. Or de l'autre côté de la barrière, l'accident, la maladie, c'est la routine : « Vous êtes blessé, Monsieur, d'accord, mais vous êtes le dixième de la matinée. » « Vous êtes pressée, Madame, oui, mais je travaille depuis 6 heures ce matin, il est 13 heures, mon estomac commande et je vais lui obéir. » Le malheur veut qu'une seule défaillance dans la longue chaîne de ceux qui prennent en charge le malade, une seule défaillance suffit à faire condamner l'ensemble.

Ces anicroches épisodiques font de chaque malade un mécontent en puissance prêt à suivre celui qui ferait habilement campagne contre les médecins. Nous revoilà au cœur de l'anti-médecine dont Ivan Illich est une émanation honnête. Il n'est cependant pas impossible qu'un véritable anti-médecin décidé à user de l'anti-médecine pour son profit personnel, se révèle un jour. S'il sait s'y prendre, s'il sait faire vibrer la bonne grosse fibre sensible, les médecins n'auront qu'à trembler, et les malades après eux.

J'ai parlé jusqu'ici des reproches que l'on peut faire au système médical au niveau de l'accueil réservé aux malades. Il est d'autres reproches moins justifiés : c'est, si l'on regarde bien, ce que fait aussi Illich : on reproche aux médecins de se tromper de bonne foi. Nous vivons encore sur la lancée des années 50 où l'on pensait pour bientôt la victoire totale sur la maladie. Il faut déchanter : nos connaissances médicales sont limitées. Admettons, pure spéculation, qu'il y ait 100 000 choses à savoir en médecine, nous en connaissons 25 ou 30 000, avec ce gros quart nous tentons de résoudre tous les problèmes. Il n'est pas besoin d'être grand devin pour percevoir qu'il y a fatalement des bavures. Je vais développer un peu ce point pour que chacun me comprenne bien. C'est une chose essentielle. Voici un monsieur de cinquante ans qui souffre brusquement d'une douleur dans la poitrine, il est angoissé, la douleur est violente, il a envie de vomir. Ce peut être un infarctus du myocarde, ce peut être une pancréatite aiguë, ce peut être une colique néphrétique atypique... ou quelque chose d'autre. Si dans certains cas, le mode de survenue de la maladie, les caractères de la douleur sont typiques, vous pouvez être presque sûr de votre diagnostic. Dans d'autres cas vous restez, comme Ben ou André Théron, le dimanche matin avant le tiercé, avec un diagnostic favori, des gros outsiders et quelques « interdits ». Vous demandez des examens complémentaires, un électrocardiogramme, un dosage, des transaminases. Les modifica-

tions observées ne sont pas nettes, l'électrocardiogramme montre bien « quelque chose » mais c'est peut-
être quelque chose d'ancien, les transaminases sont un
peu élevées mais un peu c'est un peu. Alors que faire,
temporiser? Mais si la situation s'aggrave brutalement,
vous serez taxé d'incapacité. Essayer un traitement
d'infarctus, au chic, pour voir? Mais si c'est une
pancréatite? Ouvrir le ventre pour aller vérifier? et si
l'intervention se déroule mal? Le médecin doit donc
parier : condamne-t-on ceux qui ne gagnent pas un pari?
Il y a pis. J'ai montré là un choix qui s'imposerait entre
des maladies précises, connues mais il y a des maladies
que l'on ne connaît pas encore, qu'on ne sait pas
reconnaître : il y a cent ans on mettait tout sur le compte
de la tuberculose et de la syphilis. On peut être sûr que
l'on a considéré comme tuberculeux ou syphilitiques
bien des sujets qui en étaient totalement indemnes.
Aujourd'hui nous nous trompons sûrement en faisant
certains diagnostics; seulement, voilà, nous n'avons
aucune possibilité de redresser la barre.

Dernier exemple : c'était bien un infarctus du myocarde. Comment le traiter, à l'hôpital ou à domicile, avec
un anticoagulant ou sans? avec lever précoce ou sans
lever précoce? avec rééducation énergique dès que
possible ou avec précautions? Vous pouvez consulter la
littérature médicale, vous trouverez des partisans pour
chaque proposition de chaque alternative. Il y a des
actifs convaincus qui prescrivent, ordonnent. Il y a des
prudents qui craignent de nuire, attendent.

Aux États-Unis, si les affaires tournent mal, le malade
ou sa famille peuvent attaquer pour défaut de soins ou
excès de soins! Or nul ne peut dire à l'avance où il
faut aller. Une fois la direction prise, une fois les
résultats acquis on tiendra pour un génie celui qui

aura eu la chance, pour un incapable celui qui aura tout aussi bien fait son métier mais qui n'aura pas eu les dieux avec lui. Prudence donc avant de condamner la médecine au nom d'expériences par trop étriquées. Pourtant la médecine a besoin d'être jugée et même sans gentillesse si l'on veut qu'elle tienne le bon cap. Je crois, en ce sens, que l'essentiel de la démonstration d'Illich tient dans la condamnation d'une « médicalisation » trop poussée. De la médecine, oui. De la médecine à tout propos et hors propos, sûrement pas. Que l'on laisse un peu la paix aux médecins, qu'on ne les prenne pas dans leur exercice quotidien pour caution permanente de la blancheur des dents, de la qualité des vacances, de la joie de la lecture, de l'importance des relations sexuelles. Qu'on ne leur demande pas non plus de prendre en charge le mal du siècle, version 20e. Les médecins ne sont pas formés pour cela. Ce n'est pas leur métier. Qu'elle est envahissante cette ombre du caducée qui s'étend sur tout et prétend régler tout. Les médecins en viennent à dire n'importe quoi sur n'importe quoi et, catastrophe, à finir par mettre en œuvre leurs techniques là où justement il n'en fallait surtout pas.

Cette réduction de l'expansionnisme médical c'est aux médecins de se l'imposer. Eux seuls sont capables de la faire bien. S'ils ne le font pas, d'autres le feront pour eux et ce sera tragique : il vaut peut-être mieux encore une médecine mal contrôlée par des médecins qu'une médecine bien contrôlée par les administratifs.

La médecine aux médecins, mais ce qui n'est pas la médecine... à d'autres. Cette proposition nécessite de clôturer le champ médical. On y reviendra.

2

LES « LARGES EFFORTS » DES POUVOIRS PUBLICS

Au-dessus sont les penseurs. Il était donc juste de donner à Ivan Illich, figure de proue du tohu-bohu médical-antimédical actuel, la première place dans cette revue des locomotives de la santé. Hélas (ou tant mieux?) les penseurs ne sont presque jamais au pouvoir; du moins ceux que l'agencement de leurs circonvolutions cérébrales pousse à remettre en cause jusqu'en ses fondements la civilisation dans laquelle ils vivent. N'oublions pourtant pas Hadrien, Antonin, Marc Aurèle, empereurs de la plus grande Rome qui ont eu le privilège de s'exercer avec le même bonheur au pouvoir et à la méditation pour le plus grand bien, je crois, de la *Pax romana*. Trois sages que les écoliers ne connaissent pas parce qu'ils ne se sont rendus coupables d'aucune grande victoire meurtrière. Trois sages qui hélas ne se sont guère appesantis sur les rapports de la médecine et du pouvoir : à la différence des Grecs, les Romains faisaient peu de cas des servants d'Esculape.

Les temps ont à nouveau changé; dans le monde occidental du dernier quart du vingtième siècle, la médecine est devenue un secteur clé. Il y a de la part de chacun demande de soins, exigence de « miracles ». Les représentants du peuple — « Je suis leur chef, il faut bien que je les suive » — ont emboîté le pas et décroché le porte-voix pour réclamer le droit à la santé. La vitesse prise est terrifiante : toutes les études convergent, les perspectives de croissance des dépenses de santé sont... infinies. En toute simplicité. Est-ce difficile à concevoir? Pas du tout. Il suffit de comprendre que le rêve de chacun est d'être encadré médicalement aussi bien que peut l'être, par exemple, un chef d'État, lequel dispose en permanence — lorsque l'on sait où il est — de deux ou trois médecins civils et militaires, de tout le gotha des spécialistes qui ne se font pas tirer trop longtemps l'oreille pour arriver au grand galop, de salles d'intervention sur son lieu de résidence, d'antennes mobiles chaque fois qu'il se déplace, d'un hélicoptère et d'une ambulance si nécessaire. Lorsque le Général de Gaulle démissionna, l'image qui frappa beaucoup de Français fut le départ de son hélicoptère personnel. Désormais en cas de coup dur, il serait un citoyen comme les autres. Ce qui ne dut pas lui déplaire lorsqu'on connaît l'intérêt tout négatif qu'il portait aux avantages honorifiques.

Il n'empêche aussi, comme le remarquait un jour mon ancien maître et toujours ami Bernard Hillemand, il n'empêche que ce surcroît de précautions n'est pas toujours un bien et que s'il avait été soigné comme le *vulgum pecus,* le malheureux Paul Doumer eût vraisemblablement survécu à une plaie artérielle que nul — présidence oblige — n'osa suturer, avant un mandarin de l'époque; lequel n'arriva qu'après que la première artère axillaire de la République eut déversé la totalité du sang du Président.

Cette anecdote contée, revenons à la « demande de soins » : elle grossit, s'épaissit, masque tout. De fait, le budget de la Sécurité sociale s'enfle comme la grenouille de la fable. C'est-à-dire, pour être tout à fait clair, que les sommes prélevées sur les salaires par cet office et redistribuées en allocations familiales, retraites et soins médicaux menacent de dépasser sans trop tarder les sommes prélevées sous forme d'impôts directs ou indirects.

Ces sommes énormes qui vont et viennent, beaucoup s'en préoccupent et tout particulièrement les hommes politiques et les syndicats ouvriers.

Les syndicats ouvriers défendent les « conquêtes » obtenues par leurs « luttes » et veillent sur « leur » Sécurité sociale un peu comme on veillerait sur le Veau d'or. Ils ont pour elle les yeux de Chimène. La Sécurité sociale est devenue un mythe, un tabou auquel on ne doit pas toucher et dont il est prudent de ne pas trop parler surtout si c'est pour en critiquer certains aspects. Je dis tout de suite que les syndicats ouvriers ont bien raison d'être fiers de ce qu'ils ont réussi, d'être vigilants, et qu'on ne peut leur donner tort lorsqu'ils relèvent les charges indues du régime général et bien d'autres anomalies encore qui font peser sur les salariés les plus défavorisés les charges proportionnellement les plus lourdes. Cela dit, je ne suis pas sûr que les grandes centrales aient en matière d'avenir de la médecine les meilleures conceptions qui soient. J'ai tout au contraire l'impression que des syndicalistes, de très bonne foi, considèrent comme un bien la surmédicalisation qui est en train de s'instaurer.

Je pédalais un soir avec vigueur devant mon poste de télévision pour recycler une rotule récalcitrante, lorsque apparurent à l'écran plusieurs responsables de F.O. Je les écoutai attentivement et je trouvai là le concentré de tout ce qui me paraît erroné dans les orientations futures : « En bref, disait le délégué, chacun doit pouvoir bénéficier *au maximum* de tous les progrès de la science médicale, et chacun doit être égal devant la maladie. » Dans l'absolu, on ne peut qu'être d'accord, mais dans le concret — et nous vivons dedans — aucune orientation n'est plus fâcheuse et du coup, les idées d'Ivan Illich reviennent en force. Donner aux moins riches plus d'argent à dépenser pour qu'ils se soignent davantage n'est pas, en soi, une orientation égalitaire. A moins qu'on ne décide qu'il faut être égaux aussi dans le domaine de l'erreur.

Les riches se soignent beaucoup plus qu'ils ne le devraient. Ce sont eux qu'il faut redescendre à un niveau normal. Pourtant, de nos jours, c'est l'opinion contraire qui prévaut avec l'appui tacite de ceux qui savent pourtant que cela ne sert à rien[1].

Alors on « équipe ». Équiper, suréquiper, multiplier les médecins, cela revient à gonfler les dépenses de santé : pour quel bénéfice? pour un déficit financier sans profit net pour la santé des individus. On en revient à ce dont je parlais précédemment et qui me paraît l'essentiel : les limites étroites de la connaissance médicale d'aujourd'hui qui bornent strictement les ambitions généreuses. Suréquiper n'améliore plus rien. Les connaissances médicales actuelles supposent un équipement médical judicieusement réparti, sûrement pas un équipement de sous-marin nucléaire dans le moindre cabinet. Acquérir celui-ci, la preuve en est faite aujourd'hui, loin d'améliorer le niveau de santé, risque d'entraîner du gaspillage. Un mot avant d'étayer cette grave

---

1. Je ne dis pas, bien entendu, qu'il ne soit pas nécessaire d'offrir une médecine gratuite à beaucoup de familles aux revenus limités. Cela me paraît même indispensable. Mais forcer à la consommation ne peut pas être une option progressiste.

accusation : ce que fournit un appareil scientifique, ce n'est jamais une vérité révélée, c'est un morceau de papier, ou un chiffre, ou une courbe qui a plus ou moins de valeur selon que l'appareil est plus ou moins bien réglé et qui prend plus ou moins d'importance selon l'attitude des médecins. Je tiens à justifier mes propos : des équipements coûteux inutilisés, il y en a plein la France. Notre système de distribution de crédits est tellement ridicule qu'il est tenu pour la première des vérités qu'une demande de 1 000 F n'a aucune chance d'être prise en considération, alors qu'une demande de 100 000 F ne passe jamais inaperçue. Qu'advient-il trop souvent de ces équipements lourds? Tout le monde le dit, je peux bien le répéter : combien de caisses non déballées stagnent plusieurs années dans un coin, et combien d'électro-encéphalographes à douze dérivations dont on ne sait faire marcher qu'une seule, de pléthysmographes au fonctionnement jamais compris et de microscopes électroniques couverts d'une auguste poussière... j'en passe croyez bien...

Il vaudrait mieux au fait qu'il n'y ait que ce type d'abus : un microscope électronique qui s'ennuie au fond d'un laboratoire, tout comme le macchabée de la chanson au fond de son amphithéâtre n'a jamais fait de mal à personne.

Attention, en revanche, pour ce qui est des appareils en fonction intense : les appareils dormeurs, ou non déballés, peuplent le cimetière des largesses publiques, les appareils stakhanovistes tournent dans le secteur privé comme Matra sur le circuit du Mans : pensez donc, on l'a payé de nos sous, il faut bien s'y retrouver. Ne vous étonnez donc pas si, venus pour une révision de votre carter personnel, vous sortez de chez le spécialiste avec un bilan complet de l'allumage, de l'éclairage et de la carrosserie. D'ailleurs, à condition que l'examen ne soit pas trop douloureux vous, bien-portant de ce côté-là, vous vous sentez plutôt heureux d'avoir été sondé, en profondeur ou en surface. Pourtant cela coûte finalement très cher et cela coûte à vous puisque c'est sur votre salaire que tout cela se paye sans apporter grand-chose. Quand un organe va bien, il est rare qu'il se plaigne et quand il va mal il est rare qu'il ne se plaigne pas. Il y a une dizaine de cas où réellement ça « vaut le coup » de passer des examens même si on se sent bien : chercher à dépister tous les deux, les cinq ou dix ans un diabète, une hypertension, une augmentation des graisses du sang, rechercher une tuberculose pulmonaire, c'est bien mais je ne crois pas aux vertus de l'électrocardiogramme, de la radio-thoracique, du complet hépatique, de la numération formule-sanguine répétés à tout propos et hors de propos. Réellement, lorsque tout va bien, tout ne va pas si mal. Bien rares sont les cas où ces fameux examens permettent de sauver un faux bien-portant. Beaucoup d'argent donc pour peu de succès mais si ce n'était que ça! Les examens demandés justifient des médicaments, des interventions chirurgicales dont on aurait sûrement pu se passer dans nombre de cas. Car l'examen dit : « Méfions-nous », et tout le monde traduit — trop vite : « Allons-y. »

Ne nous méprenons pourtant pas, ce n'est pas l'appareil lui-même qui est la cause de tout : c'est la relation d'argent qu'il introduit dans le système. C'est la rentabilisation de l'appareil qui crée prescriptions, hospitalisations et interventions inutiles. Je dis tout net que cette façon de concevoir les choses, c'est-à-dire le rôle néfaste de l'argent s'impose de plus en plus parmi ceux de ma génération et des générations qui la suivent; elle progresse beaucoup plus lentement en revanche chez nos aînés, non pas parce qu'ils sont malhonnêtes, mais parce que, élevés dans le culte de la médecine transistorisée, ils n'osent ni même ne peuvent rejeter ce en quoi ils croient toujours.

Cela dit, la situation continue d'empirer parce que les fabricants d'appareils poussent à la roue et parce que les médecins endettés veulent retrouver leurs fonds. Illustration on ne peut plus classique et conventionnelle des mécanismes de la société de consommation. En ce domaine donc, les syndicats ouvriers qui réclament plus de médecine pour tous favorisent objectivement la mainmise de la grande industrie sur la médecine. Pour justifier leur politique, ils s'appuient sur les médecins les plus à gauche : les médecins des sciences biologiques qui — peut-on ne pas les comprendre? — plaident pour les appareils et la technique, base selon eux de toutes les connaissances médicales. Hélas ce schéma est faux et l'erreur en soi ne serait rien si ce n'étaient les malades en fin d'exercice qui avaient à en souffrir.

On voit donc actuellement avec quelque désappointement les syndicats ouvriers livrer le combat sur un mauvais terrain. Or, rien de neuf et d'intéressant ne se fera sans l'accord des syndicats. Je dis que si les grandes centrales ouvrières jugent mauvais un programme nouveau de politique médicale, autant dire qu'il est mort-né. C'est d'ailleurs justice que de voir les délégués des travailleurs prendre en main ce problème pour deux raisons dont nul ne disconviendra : la première, c'est que ce sont proportionnellement les travailleurs qui forment les gros pourvoyeurs financiers de la Sécurité sociale, la seconde, c'est que cette même classe de la population souffre le plus de maladies et en particulier des maladies professionnelles qui posent un des plus grands problèmes médicaux qui soit; en dépit de quoi les travailleurs

« consomment » moins de médecine que les classes plus aisées. J'ajouterai une troisième raison : les syndicats ouvriers constituent les groupements où les mots de camaraderie, d'entraide, de dévouement ont le plus de sens. Je ne dis pas que les syndicalistes soient tous d'une pureté à toute épreuve, je ne dis pas qu'on ne retrouve pas chez eux des ambitieux, des longs à comprendre, des conservateurs, je dis toutefois que leur mouvement me paraît aller de l'avant en posant des questions concrètes qui sont les plus intéressantes.

Pourquoi dans ce cas le désir de voir s'instaurer en médecine un système de consommation forcée qui finalement se révèle plus maléfique que bénéfique? Sans doute pour deux raisons principales : d'abord le cap n'est pas pris depuis bien longtemps et il est normal que le temps de latence soit plus long dans une organisation de masse, ensuite parce que, comme le dit Schaeffner, la médecine fait partie du monde de la consommation et représente le seul secteur presque gratuit mettant presque à égalité le riche et le moins fortuné en touchant de plus un domaine où la demande instinctive est, comme on l'a vu, inépuisable, insatiable.

On peut dire aussi que les syndicats ont une excuse de plus : ils passent leur temps à déminer le chemin qu'ont emprunté avant eux le patronat et les pouvoirs publics; c'est vrai que les patrons se font parfois de la médecine une idée à deux faces : il y a celle qui les concerne et dont ils souhaitent qu'elle témoigne de la douceur, de la compréhension, il y a celle qu'ils souhaitent voir s'installer à l'usine ou sur le chantier et dont on espère que, sans aller jusqu'à être coercitive, elle soit néanmoins ferme et discrètement pénalisante. La médecine du travail en dépit des efforts et des sacrifices réels de beaucoup de ceux qui s'y consacrent n'est pas toujours une médecine libre. C'est une médecine sous tutelle, parfois bienveillante, parfois moins. Deux gros problèmes : celui de l'absentéisme et des pertes de productivité, celui des maladies professionnelles. J'ai déjà dit dans un précédent chapitre ce que je pensais de l'absentéisme. Je ne veux pas que l'on nie l'existence des tire-au-flanc. Mais je ne veux pas qu'on réduise le problème à ces fatigués de naissance ou de rencontre. L'absentéisme a pour base les conditions mêmes de la vie moderne. Il faudrait un Zola pour nous camper aujourd'hui la situation du monde du travail. Nous sommes coupés en deux camps : ceux qui travaillent jugent qu'on les exploite, ceux qui font travailler jugent qu'on se moque d'eux. Situation bizarre qui doit tenir à un vice de forme de notre société. Vice de forme d'ailleurs relativement facile à découvrir : une civilisation qui vous parle de naturel, d'air pur, de vacances, de loisir, de plaisir, dix, vingt fois par jour, vous donne envie d'aller voir la nature; jamais je ne me sens aussi pressé de tout laisser tomber que lorsque j'entends les publicités de Kronenbourg; quant à celles de Mutzig : « Ma Mutzig », elles me font si bien monter l'eau à la bouche qu'il s'en faudrait de peu que je ne me précipite gare de l'Est prendre le train pour Strasbourg! Le paradoxe est donc là : les producteurs sont en même temps les consommateurs. On demande aux mêmes individus de travailler pour produire puis de se mettre en vacances ou en loisirs pour consommer. Il faut, de plus, faire les deux à un rythme effréné. Rien de plus tragique, me semble-t-il, que l'allure prise aujourd'hui par les loisirs : ce que l'on tend à promouvoir, c'est bien trop souvent une course folle à la distraction — course épuisante à la vérité. Les hommes des villes ne savent plus se reposer. Que l'on ne s'étonne pas alors de retrouver le lundi matin ou au retour de vacances, des individus tout aussi fatigués et tendus qu'ils l'étaient avant d'arrêter le travail. Les raisons profondes de l'absentéisme témoignent d'un malaise de fond de la société. Il n'est pas drôle de vivre une fin de civilisation.

Un mot, pour conclure ce passage, des maladies professionnelles. La médecine du travail pourrait constituer dans les années à venir un des secteurs de pointe pour la réflexion et l'action médicales. Les maladies professionnelles ne sauraient être réduites à une liste officielle de maladies donnant droit à avantages financiers. Ce qu'il faut tenter de définir, c'est la mesure dans laquelle le travail retentit sur l'équilibre physique et moral de l'homme. Il ne faut pas mésestimer le travail considérable déjà réalisé, il faut pourtant demander que l'affaire soit portée sur la place publique. La médecine du travail pourrait être le thème mobilisateur rassemblant, enfin, les syndicats ouvriers, les médecins, les pouvoirs publics pour un débat qui ne serait pas seulement académique. Je vois dans la médecine du travail un des problèmes essentiels de santé de notre temps. On me dit de toute part que si c'est vrai, le patronat et les gouvernants feront tout pour éviter le débat public. Nous verrons bien.

Autre interlocuteur des syndicats : les pouvoirs publics, c'est-à-dire les ministères : qui dit ministère et santé, dit aujourd'hui Simone Veil. Ne nous méprenons pas sur les pouvoirs de Mme Veil : ils sont mesurés ; elle ne contrôle ni la Sécurité sociale, ni totalement l'industrie pharmaceutique, ni la médecine du travail, ni la formation de la majorité des professions de santé, ni la totalité de la recherche médicale, j'en oublie sûrement. Mme Veil a pourtant donné à son poste un lustre, un prestige qui ne lui était pas jusqu'alors attaché : parce que sans être une politicienne, elle semble vouloir faire une politique, prendre ses responsabilités. Mais elle est à ses débuts. Il lui faudrait cinq ou dix ans pour réussir quelque chose de réellement solide, il lui faudrait des structures qui sont à créer, des pouvoirs qui sont à étendre. Tout laisse à penser qu'elle changera de poste avant d'avoir réalisé ce dont elle est capable. Je précise tout de suite qu'il ne s'agit pas là d'un coup d'encensoir intéressé : je n'ai pas beaucoup ennuyé Mme Veil de mes demandes et de mes sollicitations. Si elle devait rester longtemps à son poste, il en serait de même. Je dis cependant que je suis très heureux d'avoir depuis deux ans un ministre dont je sens qu'elle met son âme dans le combat.

Du mal que je vais dire des hommes (et femmes) politiques, Mme Veil sera donc exclue. Ah, les hommes politiques et la médecine! Il y aurait une pièce à écrire style boulevard. Je répète la phrase que je citais déjà dans *les Médecins* parce qu'elle résume le tout : « Tant que les ministres seront soignés par *vos* patrons, on ne peut rien espérer changer au système. » Diable de ministres, doivent-ils être malades pour être si mal influencés? Car réellement, dans la multitude des décisions générales, combien sont prises sous couvert d'un noble effort d'ensemble, pour rendre service à un monsieur bien précis. Il m'est arrivé plus d'une fois d'écouter les informations relatant une décision prise, théoriquement pour le bien de la collectivité, et de dire : « Tiens, X a obtenu ce qu'il voulait. » Il n'y a pas que les médecins soignant les ministres qui aient une importance : le scrutin d'arrondissement à deux tours a fait de ces messieurs les docteurs des personnages fort influents avec lesquels on ne se brouillerait pour rien au monde et auxquels, au passage, on est heureux de rendre un service : « Qu'est-ce que j'apprends, mon cher? Vous n'avez pas de biglotron à soupape? Comptez sur moi pour en parler à notre groupe »; et l'on offre un gros appareil par-ci, un système de télévision intégré par-là, non pas tant pour la santé populaire que pour le recueil des bulletins au jour J. Et puis, il y a le contact direct ministre (ou député)-malade : « Comment, le pépé ne va pas mieux et on ne vous l'a pas pris en maison de retraite? Laissez, je m'en charge. » Effectivement, ça marche. La médecine est ainsi un ressort puissant du recueil des voix; les candidats qui « travaillent » leur circonscription sans rien omettre, ont à jour des fiches soigneusement tenues où la santé est « en tête ».

Toute cette politique ne fait pas une politique. Et on s'en rend compte. Réellement, les prises de position des divers groupes sur la santé sont navrantes, vides : on essaie de faire coïncider une idéologie ou des revendications corporatistes avec les problèmes sanitaires; et la machine grince. Pas un groupe, pas un, des gauchistes à l'extrême droite, n'est capable de présenter un programme cohérent utile et prospectif. Belle affaire que de trouver la société responsable de tout : ce n'est pas une découverte, mais que faire? Belle affaire que de décrier la mainmise marxiste sur le pays : mais qu'en déduire? Réellement, on n'a pas seulement oublié de mettre un tigre dans le moteur, on a oublié de mettre un moteur sous le capot. Alors, forcément les progrès ne sont pas manifestes, je dirais même qu'on stagne. Pendant ce temps-là, on se chamaille sur des points de détail, on se boude : « Puisque c'est ça, disent les bons docteurs, on ne signera pas la convention. — Ah, Messieurs les médecins, allez-y tout doux parce qu'on pourrait bien contrôler vos déclarations. — Tracasseries inadmissibles, nous nous fâcherons. Nous ferons grève! — Chiche, répondent les pouvoirs publics, lors des deux grèves en Israël et en Belgique, le nombre des morts a baissé et le retard n'a pas été rattrapé (*sic*) par la suite. » Arrivée des syndicats : « Nous ne laisserons pas toucher à la Sécurité sociale, conquête des travailleurs. — Mais personne ne veut y toucher. — A d'autres, nous savons ce que nous savons ». Et de fait... Voici les étudiants : « On veut apprendre de la médecine »; unanimité retrouvée : « Ne vous en faites pas, on s'en occupe, on se sent très près des jeunes. — Pour quand? — Pour dans six mois. » Six mois après : « Alors? — Comprenez-nous, c'est dur, beaucoup d'intérêts sont en jeu, les groupes sont puissants, nombreux. Mais ça viendra... » Les couples se font et se défont, la farandole tourne, se mélange : pourtant ce n'est pas la fête. Alors qu'importe qu'on nous annonce régulièrement que « le gouvernement a décidé un large effort » dans tel ou tel secteur. Réellement, on n'y croit plus, on sait bien que la santé morcelée en n · 1 ministères est vouée à la stagnation. Ballet dérisoire, autour d'une lampe, de moustiques qui ne s'y grillent d'ailleurs pas les ailes. On réclame une prise en main politique de la médecine et on demande aux syndicats d'y aller carrément, même s'il leur faut aménager certains dogmes.

Bugeaud disait (paraît-il) : « Je préfère une troupe d'ânes commandés par un lion, qu'une troupe de lions commandés par un âne. » On souhaite voir se lever le lion, à condition toutefois qu'il jure de ne pas gérer le programme des ânes. C'est pourtant ce qui menace aujourd'hui parce que le courant ne passe plus des médecins vers les autres : on risque de choisir une « solution » des problèmes médicaux qui serait parfaitement abstraite. Qui en ferait les frais? Les malades. Aucun gouvernement, aucun syndicat ne le souhaite au fond de lui-même. Raison de plus pour s'informer, pour vouloir remplacer les idées reçues par une approche raisonnable.

3

A LA RECHERCHE DU POUVOIR MÉDICAL

Autant on aime dire son fait au triste individu qui fait
un coup de traître en toute connaissance de cause,
autant on se trouve désarmé lorsque le coupable croit
incarner des vertus ancestrales ou livrer un combat qui
est celui des justes. C'est le cas de bien des médecins
censés détenir les clefs du pouvoir. J'ai peut-être trop
noirci la hiérarchie hospitalo-universitaire et je ne veux
plus repeindre ce petit monde, tout de même peuplé de
trop de privilégiés féodaux, bornant leurs ambitions à
l'auto-satisfaction, dangereux à force de vouloir préserver des prérogatives insignifiantes, dangereux encore par
leurs œillères dorées qui leur font embrasser les grands
problèmes sous un angle proche de l'infiniment petit. Je
crois pourtant devoir affirmer que la majorité, qui n'est
pas la totalité, se trompe souvent en ayant bonne conscience.

Cette majorité a des chefs qui restent totalement
inconnus au public. Le public, par la télévision, par la
radio, par les journaux, par les livres, connaît un certain
nombre de leaders du monde médical, qu'il tient pour
autant de têtes pensantes et agissantes. Je le dis pourtant
sans crainte d'être démenti, il serait injuste au jour du

grand soir d'en faire les premières victimes : ils n'y sont pour rien. Les meilleurs, c'est-à-dire Jean Bernard, Jean Hamburger, Paul Milliez, Alexandre Minkowski, n'influent que peu sur la politique officielle. Même s'ils sont épisodiquement réputés sages et traités comme tels, même s'ils participent de temps à autre à d'importantes commissions, même s'ils délèguent leurs élèves çà et là où les décisions se prennent, leur pouvoir n'est pas très grand en ce sens que jamais — jamais — aucun d'eux n'a eu la possibilité d'orienter durablement et dans le bon sens la politique médicale du pays. D'où les miettes dont ils se contentent. Miettes considérables, il est vrai, lorsqu'il est question de bâtir la recherche médicale, d'édifier un institut de réputation mondiale, de rayonner sur les étudiants qu'on leur attribue et les élèves qu'ils se sont choisis, miettes tout de même en ce sens que le compartimentage de la médecine hospitalière leur interdit tout pouvoir de contagion bienfaisante et que la césure à l'hémistiche médecine de ville-médecine hospitalière les empêche d'apporter régulièrement aux autres médecins ce que ces derniers pourraient avoir à leur demander.

J'ai eu le très grand honneur d'être six mois l'interne de Jean Bernard, mais je n'ai connu les autres ténors que grâce à mes exploits (?) littéraires et radiotélévisés. C'est tout de même dommage de penser que l'organisation de la faculté interdit — c'est le mot — le contact de ces maîtres à penser qui, vraiment, ont quelque chose à dire, avec le reste des médecins et des étudiants.

Voilà donc le lot de ces grands seigneurs qui n'ont même plus la possibilité des féodaux de guerroyer pour agrandir leur domaine ou de marier leurs enfants entre eux pour que leurs descendants soient plus puissants qu'eux. Qu'on y regarde de près : ce qui fait notre malheur, ce n'est pas l'abondance des mandarins, c'est l'abondance des roitelets fainéants qui, n'étant soumis à aucun contrôle, auraient bien tort d'ailleurs de se gêner. Car il faut savoir ceci : Si — pure hypothèse — un grand patron découvrait un beau jour qu'un de ses collègues ne faisait décidément pas son devoir, ni sur le plan des soins aux malades, ni sur le plan de l'enseignement, ni sur celui de la recherche, ni sur celui de l'organisation administrative de son service, il n'aurait que de faibles possibilités de le faire savoir, en tout cas, on ne l'encouragerait pas. Ce n'est pas Alexandre Minkowski, qui fut traduit devant le conseil de l'ordre pour avoir voulu faire fermer quelques infâmes cliniques d'accouchement, qui me contredira.

On demande donc des costauds puissants comme le furent par exemple de leur temps, qui n'est pas si lointain, Pasteur Vallery-Radot et le toujours superbe Robert Debré ; Robert Debré signait « Un vieux mandarin » son livre *Ce que je crois :* mandarin sûrement et tant mieux, vieux on n'y croit pas. Décidément il est des jeunes gens de plus de quatre-vingt-dix ans et des vieillards de trente. L'âge en cela ne fait rien à l'affaire. Robert Debré a représenté, que je sache, le seul médecin ayant réellement infléchi la direction des affaires médicales : il n'était pas ministre, mais son fils Michel était le premier d'entre eux. Cela donne quelques facilités et cela donna de bons résultats ; je persiste à le dire, la Réforme Debré avait du bon, ce que l'on en a fait n'en a plus. C'est bien triste. Il serait étonnant d'ailleurs qu'une décision de presque vingt ans puisse continuer toute seule à maintenir les choses dans le droit chemin. Ce n'est plus le cas et je sais que Robert Debré s'en désole.

Que Robert Debré et Pasteur Vallery-Radot aient été deux grands mandarins, qu'ils aient choisi parmi leurs élèves selon des critères qui n'auraient pas été les mêmes si d'autres avaient été à leur place, d'accord! mais d'autres justement auraient fait nécessairement la même cuisine : nous sommes des hommes, figurez-vous. Je dis seulement que, sous ces princes, la médecine française avait une autre allure, car rien ne sert de clamer en montant sur ses ergots dans un cocorico tonitruant que la médecine française est la première du monde, si les étrangers ne sont pas d'accord : encore une fois, le cocorico a été poussé d'un tas de fumier. C'est classique dans les cours de ferme. Je puis témoigner en tout cas qu'au cours de mes voyages, je n'ai pas vu ceux qui m'accueillaient se prosterner au seul énoncé du nom d'un médecin français, on disait plutôt : « Tiens, pour un Français, il n'est pas si mal... » Lorsqu'on me cite un grand Français médical, c'est Pasteur, Claude Bernard... et, dans leurs spécialités, les vedettes dont j'ai déjà parlé. C'est maigre si l'on compare à ce que l'on dit des Anglo-Saxons.

Beaucoup pourtant des professeurs inconnus qui misent à côté de la plaque croient bien faire et vivent mes déclarations comme autant de coups bas. Ils ne sont pas les seuls. D'autres médecins puissants, mal intentionnés ou ne me connaissant pas, voient dans mes prises de position une occasion de me faire de la publicité ou mieux de l'argent. Un journaliste l'exprima fort bien : « Par quoi allons-nous attaquer? » me dit-il. « Tiens, le docteur Monnier a dit récemment que certains gagnaient plus d'argent à dire du mal de leur confrère qu'à faire de la médecine, qu'en pensez-vous? — J'en pense que je ne suis pas concerné : il est six heures du soir et je suis à l'hôpital depuis sept heures du matin, ça fait déjà une journée convenable; quant à l'argent que pourrait me rapporter le livre pour lequel vous venez m'interroger, j'ai, depuis le début, décidé d'abandonner mes droits pour qu'on ne me sorte pas d'insanités de ce type... » Affaire donc rapidement entendue.

Mais, à dire vrai, les positions des confédérations syndicales dont M. Monnier est un des chefs me concernent peu : ces syndicalistes pontifes, vous les voyez de temps en temps sur vos écrans, expliquer, ce qui est vrai, que le revenu du médecin a commencé à se détériorer singulièrement. Les syndicalistes médicaux font leur travail de syndicalistes, à savoir qu'ils défendent les intérêts et le portefeuille de leurs adhérents. C'est très bien et très nécessaire, cela ne justifie pourtant pas certains débordements d'activités tout à fait encouragés par les pouvoirs publics. Rien ne m'a paru plus étrange que de voir appeler en 1976 à la Commission Fougère, commission chargée de réformer les études médicales, un fort contingent de syndicalistes médicaux. Mais qu'allaient-ils donc faire dans cette galère? Je ne dis pas que certains n'y avaient pas leur place, je dis toutefois que ce n'est pas la qualité de syndicaliste qui devait automatiquement leur mériter cette responsabilité. Il aurait été tout aussi utile de faire rentrer là des hommes soucieux avant tout de mettre sur pied un système d'enseignement cohérent, des pédagogues par exemple. Des syndicalistes bien sûr, trop de syndicalistes médicaux sûrement pas : la réforme des études médicales tant attendue risque d'y perdre sa substance au profit de la défense d'intérêts corporatistes. Lorsque cette décision est intervenue, j'ai eu la conviction que la Commission Fougère ne sortirait rien de bon ou pire, quelque chose de trop parfait, donc d'inapplicable. Dieu sait pourtant si le président de ladite commission est intelligent, intègre et connaît son affaire, et si beaucoup des membres qui l'entourent ont pris les choses à cœur. Hélas, les pressions...

Il faut, j'en suis convaincu, laisser les syndicats médicaux défendre ce qu'ils ont à défendre mais ne pas leur demander d'exercer une action de type politique et ne pas les tenir pour experts dans des domaines qui ne sont pas réellement les leurs. C'est tout de même étonnant cette déformation qui consiste à dire : Puisque vous savez faire la soupe, préparez donc le dessert!

Je dis que les leaders des syndicats médicaux en tant que tels [1] ont peu d'utilité pour mettre sur pied la réforme souhaitée des études médicales. Je signale en revanche qu'il est, parmi leurs affiliés, des médecins moins compétents que leurs chefs pour discuter de la « convention » médecins-Sécurité sociale mais rompus, eux, à la critique de l'enseignement médical universitaire et à l'édification de ce qui doit être mis en place pour continuer d'instruire le médecin une fois qu'il s'est installé : je pense à ces médecins surgis ces dernières années comme des champignons après l'orage et qui en connaissent plus long sur la pédagogie que presque tous les professeurs de faculté. J'ai, pour ma part, beaucoup appris à leur contact et je voue beaucoup de reconnaissance à des personnes dont le nom ne vous dira rien : Sharf, Hercek, Rabi, Jacot, Saya et Serge Behar (qui a lui d'autres moyens de se faire écouter), auxquels vous devrez sans doute un jour beaucoup, tant ils ont pris dans le bon sens, le problème de l'exercice de la médecine générale en ville.

Cela dit le pouvoir des syndicalistes est étroitement limité : ils ne mènent pas non plus la barque médicale.

---

1. En tant que tels, j'insiste.

Alors? Puisque ce ne sont pas les médecins les plus
connus qui détiennent le pouvoir d'orientation de la
médecine, puisque ce ne sont pas les syndicats professionnels même s'ils parviennent à se glisser là où on ne
les attendrait pas, qui donc fait que la médecine va où
elle va? Qui décide? Passons sur l'Académie de médecine, club respectable et respecté qui n'a pourtant jamais
infléchi quoi que ce soit, et arrêtons-nous un peu sur le
Conseil de l'ordre. Quoique puissent soutenir, des tré-
molos plein la voix, certains de ses membres, le Conseil
de l'ordre n'est pas conçu pour les malades ou alors son
nom aurait été bien mal choisi... Quoique les malades en
ordre, c'est peut-être bien le rêve avoué de beaucoup de
nos éminences. Le Conseil de l'ordre cependant, n'est
pas dénué de pouvoir, mais — c'est assez subtil à
expliciter — son pouvoir lui vient plus de la réunion
au niveau de ses instances supérieures de puissants
notables ayant le même goût pour l'ordre — figé de
préférence — que de ses pouvoirs propres. Le Conseil
de l'ordre n'a pas de ligne de conduite séculaire qui lui
dicte ce qu'il faut dire quelle que soit l'appartenance de
ses membres, le Conseil de l'ordre, en revanche, défend
les positions d'un groupe ultra-conservateur de la
médecine dont il est extrêmement difficile de cerner
l'importance tant il est discret pour ne pas dire secret.
En médecine, Monseigneur Lefèvre est au pouvoir, mais
on ne le sait pas. J'en suis tout naturellement conduit à
parler ici d'un organisme intégriste tout à fait méconnu
du public, très peu connu des informateurs non spécialisés : le syndicat autonome des enseignants de médecine.
Dans les discussions, par petits groupes, au moment de
l'élection d'un doyen, lorsque se prépare une réforme de
l'enseignement, une expression court sur toutes les
lèvres, fait frissonner les esprits d'un souffle un peu

mystérieux : « Le syndicat autonome... » « Marcel se présente au décannat, il n'a aucune chance, le syndicat autonome n'en veut pas », ou, version différente : « Léon voulait être doyen, mais le syndicat autonome lui a fait dire que s'il maintenait sa candidature il aurait des ennuis pour la suite de sa carrière... »

On connaît du syndicat autonome certains responsables élus : ce ne sont pas les véritables chefs. Ceux qui tiennent la barre sont en retrait. Plus d'un ministre qui en « voulait », a battu en retraite devant ce groupe protéïforme, partout présent et assez habile pour réunir des majorités qui ne savent même pas d'où émanent les textes proposés à leur approbation.

Le syndicat autonome n'est cependant pas un groupuscule, il a beaucoup d'adhérents parmi les professeurs et maîtres de conférence agrégés, mais, ce sur quoi j'insiste, c'est sur le mystère et la puissance du noyau dur de cette organisation.

Si j'ai longuement parlé du syndicat autonome dans la foulée du Conseil de l'ordre, c'est que beaucoup appartenant à l'un, appartiennent à l'autre, comme beaucoup de doyens appartiennent au syndicat autonome, comme beaucoup de présidents d'universités aussi.

Bien rares sont ceux qui pourraient donner des indications précises sur les perspectives d'avenir des « autonomes ». Pourtant, il existe un projet publié après que Mai 68 fut rentré dans son lit. Mai 68 a été pour le syndicat autonome un tremplin de choix. C'est en s'opposant aux mouvements de gauche, étudiants ou enseignants, que les « autonomes » se sont fortifiés, excluant sans ménagement toutes les têtes, même fort huppées, qui ne leur plaisaient pas. Le professeur Hamburger, le professeur Merle d'Aubigné qui avaient joué un rôle d'apaisement important aux heures chaudes se virent écarter sans haine mais sans discussions lors des élections de doyens qui suivirent. Ces deux exemples témoignent de la puissance du syndicat. Pour en revenir aux idées exprimées après 68, je dirais qu'elles forment un tout, sinon emballant, du moins cohérent. Tout semble indiquer toutefois que la lutte conservatrice au coup par coup l'emporte sur la volonté de promouvoir une politique d'ensemble : bref, le syndicat autonome fait plus de syndicalisme que de politique, rien là que de très normal.

Voilà tout de même deux fois déjà depuis le début de ce chapitre que sont mentionnés des syndicats : syndicats de praticiens, syndicats d'enseignants, et voilà deux fois que leur rôle apparaît incertain, à la limite du syndicalisme classique, c'est-à-dire de défense d'intérêts, du groupe de pression et de l'action politique vraie. Peut-on trouver une explication à cette pesante ambiguïté? Il me semble que l'on peut dire ceci : il manque un des acteurs — ou l'un des partenaires, comme on voudra — à la tragi-comédie de la médecine : un pouvoir politique réel. Dans presque tous les domaines de la vie nationale, les divers groupes qui s'affrontent savent de quoi ils parlent : lorsque l'on discute d'une affaire économique difficile, le gouvernement, le patronat, les syndicats ouvriers connaissent leur dossier; mieux, connaissent la musique. Chacun sait jusqu'où il peut ne pas aller trop loin, ce qu'il lui faut exiger pour en obtenir la moitié. Les choses se passent plus ou moins bien selon que l'on a décidé plus ou moins de fermeté d'un côté ou d'un autre mais les choses se passent. Le ballet médical est beaucoup moins bien réglé : il met aux prises des partenaires déjà longuement évoqués : d'abord les ministères. Multiples et kaléidoscopiques, se reconstituant selon les remaniements en des assemblages chimériques : la Santé « perd » la Sécurité sociale qui lui revient le coup suivant, l'Éducation nationale largue la recherche scientifique au profit de l'Industrie... Et puis les syndicats ouvriers tentent, on l'a vu, de veiller au grain et de préserver les « conquêtes ». Et puis, les syndicats médicaux qui se sentent le plus à l'aise car ils connaissent fort bien la mécanique; rien de plus facile que de toréer un ministre : un coup de muleta, un sourire vers la foule, et « ollé », le ministère passe à côté du problème; le ministère n'a pas fait le poids. C'est vrai que notre jargon, notre mission, nous donnent un pouvoir extraordinaire qu'aucun politique novice ne peut affronter avec quelque chance de gagner à la régulière : c'est trop facile d'annoncer « Voyez le méchant gouvernement qui ne donne pas d'argent... il veut la mort des malades... », l'opinion publique bien évidemment suit. Ou, du moins, suivait; car c'est peu de dire que l'opinion publique d'aujourd'hui regimbe : Illich n'est pas venu tout seul au monde, la floraison de livres sur les médicaments, l'exercice de la médecine, l'expérience des malades, ne tient pas de la génération spontanée... Un charme s'est rompu ou du moins la grande espérance s'est éteinte. Partenaire jamais invité, mais juré de première importance, le public doute : on ne croit plus à la victoire demain sur le cancer, on ne fait plus des médecins les purs héros du XXe siècle. Du coup les vices du système qui n'étaient que peccadilles lorsque la médecine fonçait à toute allure, sont beaucoup plus faciles à détailler maintenant que la vitesse s'est considérablement ralentie. Et l'opinion publique a bien vite su que tout n'était pas pour le mieux. L'opinion publique perturbée, les pouvoirs publics se sont ressaisis. Ils n'ont plus voulu se laisser faire sans toutefois pouvoir disposer de ce même jargon, de cette connaissance intime des problèmes qui serait nécessaire pour que la lutte soit équitable. Les pouvoirs publics ont toujours l'impression d'affronter les médecins dans un tunnel. Alors ils tapent un peu au hasard. Comme ils sont tout de même forts, les coups font souvent mal et sont souvent portés sur des zones défendues. Les médecins crient au scandale et l'on repart pour le prochain combat de pancrace dans le noir. Il y a eu tout de même une très belle bagarre en plein jour à propos de l'avortement. A ma droite, les médecins conservateurs; nombre inconnu; entraîneur : « Laissez-les vivre »; supporters : le Conseil de l'ordre. A ma gauche, le gouvernement; représentant officiel : Mme Simone Veil, sur une idée de Lucien Neuvirth. Supporters : le président de la République... et la gauche. Allez-y. La droite attaque — coups bas en tout genre, mais surprise, la gauche je veux dire Mme le ministre qui est une juriste de classe connaît son dossier, sait reconnaître parmi ses conseillers les bons et les mauvais, fait démissionner un président de commission à l'Assemblée nationale... 8, 9, 10 K.O.! Mme le ministre devient pour longtemps le ministre le plus populaire. Coup d'éclat : les politiques ont damé le pion aux médecins. C'est une date historique. On ferait bien de s'en souvenir car aujourd'hui le doute n'est plus permis. Le gouvernement sait; il sait beaucoup plus de choses sur la médecine que les médecins ne le croient généralement, l'opinion publique est au même niveau. Quelle dérision, alors que nos autruches sacrées hospitalo-universitaires continuent de parader comme si rien n'était changé, comme si tout allait à merveille. Elles font comme font des quantités d'enfants : puisque la vérité gêne, on la supprime. « On dirait que Tarzan ne serait pas mort. » Pour certains hauts responsables médicaux, « on dirait que personne ne se serait rendu compte de rien ». Ne riez pas, c'est comme cela que ça se passe. Avant une émission de télévision au cours de laquelle il supposait sans doute que j'allais dire beaucoup de bêtises, un patron connu, qui m'avait dit en d'autres temps, et devant témoins, qu'il serait fier d'être mon père — depuis le sentiment paternel semble s'être évanoui —, un patron connu donc, m'intima ce ferme conseil : « Vous allez dire que votre livre est une pochade. » Désolé, ce n'en était pas une et je ne l'ai pas dit mais, franchement, comment croire qu'une telle affirmation pouvait changer quelque chose! Œdipe, les yeux crevés, voyait plus loin. Cette carence des « Pères de la médecine » est grave. Quoique l'on puisse en penser, je dis que la fonction est noble et qu'au prix d'aménagements, elle redeviendra utile. Si la direction était plus fermement tenue, le troupeau médical — au sens noble du terme — cesserait de quitter les chemins sûrs pour folâtrer près des ravins, broutant une herbe encore tendre, certes, mais sur un sol bien incertain. Si l'on ne change pas de bergers, la chute sera vertigineuse et la réception délicate, mais on se demande, au niveau de blocage où nous sommes parvenus, si cela ne vaudrait pas mieux. Au demeurant les choses finiront bien par changer. Cela se fera plus ou moins vite avec plus ou moins de heurts mais cela se fera. On demande simplement que cela ne se passe pas trop tard, car si l'on prend des risques ce sont, il faut le reconnaître, des risques pour les malades seulement.

Nul ne détient donc le pouvoir en médecine : pas plus les syndicats que le patronat, pas plus les médecins que les malades, pas plus le gouvernement que l'administration. Chacun s'efforce de donner l'impression qu'il domine son sujet — pourtant le problème reste entier. La médecine du dernier quart du XXe siècle échappe à l'analyse, tout comme le mouvement même qui anime notre société. Où allons-nous? Pourquoi y allons-nous?

4

Que pensent les malades? Personne ne le sait. Pour la bonne et simple raison qu'il faut être bien-portant pour pouvoir physiquement s'exprimer. On me rétorquera que la maladie est un phénomène transitoire — souvent — et qu'une fois l'orage passé, l'ancienne victime à nouveau bien-portante a tout le loisir de raconter ses souvenirs, de méditer son expérience. Pourtant elle ne le fait pas, ou ne le fait pas bien. Pour de multiples raisons. La plus importante me paraît tenir au fait qu'un sujet guéri oublie ou veut oublier ce qui l'a ennuyé au cours de sa maladie. Il ne veut privilégier que le sensationnel ou le rassurant, il veut oublier son angoisse passée. Autre raison et non des moindres : le malade ne connaît pas son histoire, ne sait pas au juste ce qui lui est arrivé. Et les directives officielles n'y peuvent rien. Une charte ministérielle un beau jour tomba du ciel : elle stipulait, entre autres, que le dossier du malade lui appartenait. Et pour quoi faire? Sans doute pour le confier à d'autres médecins si d'aventure il décidait d'en changer, mais sans doute aussi pour le consulter lui-même si d'aventure, aussi, son cas l'intéressait. Or, dans l'état actuel de l'éducation médicale du public, que peut comprendre un

malade à la lecture de son dossier? Peu de choses assurément, un texte médical moyen est absolument inintelligible pour la quasi-totalité des non-médecins. En dehors
de l'obstacle du vocabulaire, il y a celui de la signification
donnée aux mots et des sous-entendus, volontaires ou
involontaires, qui peuvent effrayer comme rassurer à tort.
Or, c'est le leitmotiv de ce livre, le dialogue médecin-
malade est le plus souvent trop bref pour permettre au
patient de lever les ambiguïtés contenues dans son dossier.
Imaginez-vous un peu, une radiographie pulmonaire en
main, demandant à votre médecin : qu'est-ce que c'est
que cette grosse tache ici? c'est le cœur, et là? c'est la
crosse de l'aorte. Qu'est-ce que l'aorte? la plus grosse
des artères, Monsieur. Bon mais pourquoi est-ce une
crosse?... Chaque consultation à ce rythme devrait durer
une bonne heure. Ce ne serait pas un mal, mais ce serait
tellement mieux si le consultant savait tout cela en
arrivant. Les malades donc ne dominent pas leur cas; le
domineraient-ils, d'ailleurs, qu'ils auraient tout de même
du mal à exprimer clairement leur éventuelle défiance
envers des médecins : il ne suffit pas d'avoir compris
pour être capable d'avoir le dernier mot face au groupe
des médecins passés maîtres dans l'art de semer les
interrogateurs dans le dédale de leur jargon.

Autre raison du silence des malades : ils sont infantilisés. Être malade, c'est régresser de plusieurs échelons,
c'est être diminué. On ne dit pas : « Oh! qu'il est mignon
le gentil petit malade, il va être bien sage et on va voir si
on peut le guérir », mais c'est tout comme. Parfois
cependant le malade se rebelle, explose et vide son sac
face au médecin; celui-ci s'il le désire peut alors user de
l'arme absolue : l'excommunication médicale. Rien de
plus vrai que la dernière scène du malade imaginaire :
parce qu'il refuse saignées et clystères, le malheureux

Argan se voit menacé des pires maux par la famille Purgon.

Je ne dis pas qu'aujourd'hui cela se passe toujours ainsi, pourtant si le malade regimbe, le docteur souvent s'en offusque. Je pense moins en écrivant cela aux médecins installés en ville qu'aux hospitaliers : il faut dénoncer ces établissements plus proches de la chambrée disciplinaire que d'une entreprise de restauration de la santé. « Restez pas dans le couloir, le Patron va passer », vous éructe, l'air mauvais, une surveillante « aux ordres » qui vous abandonne illico pour aller morigéner un malade lequel, oublieux de l'heure de la revue, avait ouvert son journal ou — pire — avait quitté son lit pour aller faire pipi. Réellement, dans la rencontre médecin-malade, il y a peut-être la rencontre d'une conscience et d'une confiance, mais il y a aussi — parfois — celle d'un adjudant de cavalerie et d'un bleu fraîchement incorporé.

La passivité des « anciens malades » tient aussi à ce que l'angoisse, compagne obligatoire de la maladie ou de l'accident, s'oublie trop vite. La guérison survenue ou la situation s'étant stabilisée, la mémoire des faits eux-mêmes subsiste, leur séquence peut être reconstituée, mais on ne retrouve pas, on ne peut pas retrouver, cette angoisse qui enveloppait tout de son manteau froid et humide, qui serrait l'estomac, séchait la bouche, mouillait les tempes. Revécus à postériori, les faits paraissent beaucoup plus anodins qu'ils ne l'avaient été perçus sur le moment même. Je souligne ce caractère pour permettre aux perpétuels ravis, de dire triomphants : « Si tout est si vite oublié, ce n'est pas la peine d'en faire un plat. » Je ne suis pas d'accord ; je pense tout au contraire que le rôle des médecins est de se défier de la routine qui leur fait oublier l'homme pour ne se soucier que du cas. « C'est vrai, me disait un jour un chirurgien orthopédiste qui aimait à réfléchir, nous avons tellement l'habitude de recevoir des accidentés, que nous oublions presque l'existence de l'accident lui-même et surtout sa proximité. Pourtant une heure auparavant ces blessés étaient au volant de leur voiture ou au travail sur le chantier et puis, patatras, en un instant tout a changé. Nous, nous savons à peu près ce qui va se passer, et ça nous énerve un peu cette agitation apeurée ou faussement décontractée. Pour nous une jambe cassée, c'est trois mois de consolidation — et puis voilà. C'est vrai que pour le fracturé ces trois mois à venir peuvent être trois mois de cauchemar, d'insomnie, de douleurs, et c'est également vrai qu'avant d'être sûr que ce sera bien trois mois tranquilles et pas plus, ni plus graves, il faut traverser une période extrêmement pénible... » Propos d'une grande justesse, mais, pour un médecin parvenu à ce degré de réflexion, combien sont convaincus de leur bonne foi et de leur dévouement alors même qu'ils négligent sinon le plus important, du moins la plus essentielle des choses accessoires : prendre en charge l'angoisse des malades.

Autre explication — on peut en trouver beaucoup — de la surprenante absence de revendication des malades : leur impossibilité de juger sainement. C'est une bien grande déception pour des médecins compétents et consciencieux que de voir le succès rencontré par certains de leurs confrères, plus habiles à passer la main dans le dos et à flatter l'encolure qu'à mettre en œuvre une médecine correcte. On voit souvent des malades épouvantablement soignés, mais fort attachés à leur « bon » docteur : ils ont tellement confiance qu'ils sont prêts à tout gober, tout avaler. Pour parler de ma spécialité, je puis dire que les dermatologistes consciencieux sont bien souvent atterrés de voir tant de bonnes

grosses infections graissées biquotidiennement à la cortisone, tant de médications de cheval utilisées pour tuer
des pucerons, tant de mélanges de drogues composant
une mixture, auprès desquels les cocktails Molotov les
plus sophistiqués sont d'innocentes plaisanteries. Problème de conscience grave : faut-il révéler l'erreur de
votre confrère au malade, faut-il alerter discrètement ce
même confrère par un mot qui ne sera pas remis au
malade? Bien malin celui qui a résolu ces problèmes.
Bien audacieux aussi puisque, rien n'étant jamais sûr en
médecine, il n'est jamais exclu que votre confrère ait
raison contre vous, tout simplement parce qu'il a soigné
en même temps autre chose dont le malade ne vous parle
pas, précisément parce que cela va mieux. Au rythme
actuel des consultations médicales, ces problèmes ne
trouvent ordinairement pas de solution et le malade, au
beau milieu de tout cela, se trouve mystifié, joué. La
situation peut d'ailleurs se retourner. Combien de
malades très correctement soignés vont mal parce qu'ils
ne « s'entendent pas bien » avec leur médecin. « Vous
comprenez, il m'avait à peine regardé, que voilà déjà
l'ordonnance », et pourtant elle est bien cette ordonnance, mais mal donnée, voilà tout, ou plutôt mal
acceptée.

Combien d'opérés, aussi, portent au pinacle le chirurgien qui a réussi une superbe cicatrice... témoin d'une
intervention inutile. Le subjectif du jugement des
malades rend donc très aléatoire la prise « au sérieux »
de leurs éventuelles doléances.

La conception qu'a le public de la « mafia » médicale,
le fait aussi souvent reculer au moment de faire entendre
sa voix. C'est vrai qu'il existe des réflexes « de classe »
chez les médecins : même si l'on attaque mon pire
ennemi, je ne ferai pas chorus si cette attaque vient d'un

« extra-médical ». Les médecins se tiennent les coudes, mais cela ne va pourtant pas jusqu'à rejeter un malade. Encore que cela puisse se produire dans des circonstances très particulières, et je ne résiste pas au plaisir de raconter l'histoire de « Duvergon », pseudonyme destiné à maintenir le secret médical sur une histoire vraie : j'étais interne à l'hôpital Saint-Louis, dans le service du professeur Degos. Arrivant en salle, un matin, je vois fondre sur moi l'infirmière qui visiblement m'attendait avec impatience. « Il y a un malade grave qui est arrivé cette nuit, il souffre beaucoup, il faudrait que vous le voyiez tout de suite. Il est au numéro 8. Il s'appelle Duvergon. » J'étais prêt à éclater de rire, mais tel le père noble, j'appelai les externes et j'entrai solennellement dans la salle. « Vous êtes monsieur Duvergon? — Oui, halète le malheureux. — Dehors! — Quoi? — Je suis un ami du docteur Delluc! — Ah, bon! » et Duvergon, cessant de souffrir, se leva de son lit pour aller se rhabiller et quitter l'hôpital. Explication? Tout de suite! Le susdit Duvergon n'avait pas déplu à Delluc, lequel ne m'avait pas demandé de le venger, oh non! Duvergon était tout simplement un ancien légionnaire qui avait eu l'idée d'apprendre par cœur une maladie très rare, le syndrome de Zollinger Ellison, dont il énonçait les symptômes avec une parfaite maestria mais assez de retenue pour que l'interne de la salle ait l'impression d'avoir fait lui-même le diagnostic ou plutôt d'avoir envisagé le diagnostic dont la confirmation allait prendre deux mois au moins d'examens complémentaires; deux mois pendant lesquels notre Duvergon câliné, bichonné, comme le sont les « beaux » malades éviterait les rigueurs de l'hiver et se nourrirait à bon compte. Duvergon avait « fait » tous les hôpitaux de la région parisienne, les uns après les autres. Le malheur avait voulu qu'il tombât deux fois

sur Delluc... En dehors de ces cas très marginaux de
simulation, qu'on se rassure, les médecins ne se
regroupent pourtant jamais pour rejeter un patient. La
crainte du public est donc superflue. Dans le public, une
autre crainte s'est aussi installée. « Vous voyez pas que
je lui dise ce que je pense et que je sois bien malade le
jour où il est de permanence », pleurnichait une dame
qui ne se décidait pas à dire son fait à un petit escroc
égaré dans la profession. On ne tient donc pas trop à
dire aux médecins ce que l'on pense d'eux. En privé,
c'est une autre histoire, les passions se déchaînent, mais
cela reste dispersé, ne forme jamais un tout : aussi et
c'est d'une importance considérable, la voix des malades
groupés ne se fait jamais entendre ou presque. Je dis
« ou presque » parce que je pense à certains scandales
qui sont portés à la connaissance du public et qui, je
crois, méritent de l'être. Lorsqu'il s'avère par exemple
qu'un médecin a délibérément pris ses distances avec les
mesures de sécurité les plus indispensables. Mais, j'insiste, cela ne donne pas de poids aux revendications de
fond. Toutes les phrases prononcées par des malades qui
servent d'intitulés aux chapitres de la première partie de
ce livre traduisent plus une certaine naïveté, qu'une
maturité affirmée, qu'une capacité de jugement. J'aurai
pu en mentionner bien d'autres : « Je veux absolument
que vous le guérissiez »; « J'en veux à la Médecine qui
est toujours incapable de soigner le cancer »; « On
entend toujours parler de prévention, mais finalement il
faut avoir quelque chose pour que l'on vous soigne. »
Tout cela constitue la toile de fond des discours que
nous entendons et nous, médecins, ne trouvons pas
matière à engager un dialogue fructueux. Nous nous
sentons vaguement gênés devant ces propos parce qu'ils
sont, nous le disons entre nous, naïfs.

Tout cela ne serait pas s'il existait des associations se préoccupant régulièrement de décanter les problèmes propres aux malades. Il est vrai que de-ci, de-là, on peut voir s'organiser des associations de malades pour des cas très précis de maladies bien définies : les associations de diabétiques, pour ne citer qu'un exemple, donnent d'ailleurs d'excellents résultats, mais pour importantes qu'elles soient dans leur secteur, ces associations restent marginales et aident à la solution de problèmes clairement posés par une maladie bien définie. Ce qui reste à résoudre aujourd'hui, c'est l'énorme problème des malades qui ne le sont pas vraiment et qui viennent chercher on ne sait trop quoi chez les médecins. Que veut exactement cette cohorte de douloureux, de fatigués, de respirant mal, de petits déprimés? il serait bon que des groupements de malades eux-mêmes se constituent. C'est ce qu'avait mis sur pied Jean Trémollières pour les obèses. Le club fonctionnait en pool commun et beaucoup concluaient, paraît-il, d'après les expériences des autres que décidément le jeu n'en valait pas la chandelle et que quelques kilos en trop n'étaient pas la misère annoncée. Car il faut bien se le dire, se le redire et s'en convaincre, aucune réforme sérieuse des problèmes médicaux ne peut s'envisager tant que ne se sentiront pas concernés les intéressés eux-mêmes. Si l'opinion publique ne comprend pas et refuse de s'insurger, aucun gouvernement ne prendra sur lui d'imposer une décision réellement utile et pourtant impopulaire si elle n'est pas comprise. C'est pourquoi on ne saurait trop conseiller, tout en étant prudent dans la démarche, de se mettre vite à la besogne. Ce qu'il faut promouvoir c'est une action culturelle de masse : il faut apprendre à chaque individu ce qu'il représente, comment il est fait, comment tout cela fonctionne et quels sont les principaux dérèglements

le menaçant. Tout le monde — ou presque — y gagnera.
L'idéal, bien sûr, serait d'enseigner les bases de la
médecine dès l'école. L'attention toute spéciale portée
aux coléoptères, lépidoptères et hyménoptères ne me
choque pas, pas plus que la glorification de la vaillance
de Vercingétorix ou la démonstration du théorème de
Pythagore; je pense toutefois que les sciences naturelles
pourraient être améliorées pour que, l'école finie, chacun
se sente un peu moins ignare en se regardant dans une
glace. Cela dit, je n'aime pas beaucoup, par nature,
réformer le domaine des autres avant d'avoir travaillé de
mon côté et même si je considère que l'action de
l'Éducation nationale devrait avoir en charge l'éducation
médicale du public, je soutiens que dans les circonstances présentes, on peut faire beaucoup en travaillant à
informer le public. Réellement, je vous l'assure, le
torrent d'insanités que l'on vous déverse à longueur de
journées concernant la médecine et votre santé a de quoi
faire frémir. Ne parlons pas des quelques émissions bien
faites de la télévision, des articles de journaux travaillés :
une heure de temps en temps et quelques feuilles çà et
là, c'est trop peu, mais jetons franchement le pavé dans la
mare de ceux qui cultivent la crainte du cancer ou bien
encore un trouble intérêt pour des questions sexuelles
douteuses, toujours posées à la limite du graveleux, ou
bien, enfin, la hantise de quelques kilos en trop, et pour
citer des titres, disons que la page médicale de *France-
Dimanche* ou d'*Ici-Paris,* est une des choses les plus
hilarantes que je connaisse : ce n'est plus le jeu des
7 erreurs, c'est celui des 200 erreurs, de la plus grosse
mauvaise foi. Voilà pas que vous auriez peut-être, ma
pauv' dame, la même chose que Rika Zaraï, heureusement que Sheila a été miraculée. Et puis, même si l'on
sort de cette presse tout de même un peu spéciale, que

trouvez-vous assez régulièrement à la rubrique médecine de bien des journaux : l'annonce de progrès décisifs, de miracles pour demain. Je ne jette pas la pierre, j'ai travaillé quatre ans à la rubrique médicale de *Elle,* avec Françoise Tournier, et je sais que beaucoup s'appliquent à faire très bien leur travail d'informateurs, mais souvent le médecin qui délivre l'information ne résiste pas au désir de se faire briller, d'appeler, par médias interposés, une clientèle toujours prompte à s'enflammer. Je crois qu'il faudrait établir d'urgence une commission tripartite journalistes-médecins-représentants d'associations de défense des malades pour contrôler l'information médicale et pouvoir à l'avenir se défier des informateurs bidons et des experts trop orientés. Cela doit être possible puisque, je le dis comme je le fais, je me recycle assez régulièrement dans la page médicale de ce qu'il est convenu d'appeler un grand quotidien du soir, et donc je dis que tel qu'il est, ma foi, il me plaît et me sert.

Non pas encadrée, mais contrôlée et, au besoin polémique, une information médicale bien faite pourrait contribuer à diminuer notablement les tiraillements qu'on voit se manifester de partout. Mais il faut pour cela que se multiplient les associations de malades [1]. Je verrais assez bien s'installer à l'hôpital, un représentant officialisé, de ces associations, chargé de dialoguer avec les malades pour savoir si la nourriture est correcte, si les relations avec le personnel sont bonnes, si les lits sont bien faits, si les médecins sont aimables, s'il est possible d'être reçu par eux pour parler d'un parent malade. Qu'on ne s'y trompe pas, une institution de ce type ne serait pas envahie par les enquiquineurs professionnels qui existent à coup sûr parmi les malades, elle permet-

---

1. Comme le tout jeune « Ordre national des patients », par exemple.

trait au contraire de recueillir à chaud l'impression des
malades et de se faire une idée exacte du fonctionnement
d'un service. Cela suppose tout de même que se
manifeste un changement considérable dans les esprits,
cela suppose en particulier que le malade soit tenu pour
la raison d'être de la médecine, des médecins et de ce qui
tourne autour d'eux. Nous n'en sommes pas là, hélas, et
pour quelque temps encore, la voix des malades ne se
fera que très mal entendre.

III

*DE MA PLACE
ET EN M'Y TENANT...*

Des propositions pour demain

1

SOUS DES DEHORS CONTESTATAIRES,
LE DOCTEUR ESCANDE...

« Qu'est-ce qui fait courir Mimoun? » titrent souvent les journaux, lorsque le plus glorieux des coureurs à pied français « remet ça » pour quelques dizaines de kilomètres supplémentaires. Il paraît tout à fait incongru aujourd'hui d'effectuer un effort quelconque lorsque le profit n'est pas immédiatement évident...

Sans avoir jamais accédé à la première marche du podium olympique, sans avoir non plus décroché la moindre médaille j'ai suscité le même type de question. Lorsque je suis entré dans l'arène, parce que j'en avais réellement assez d'exercer mon métier de médecin et d'enseignant dans des conditions que je jugeais dépassées, lorsque j'ai commencé à dire en public ce que je disais à mes amis depuis des années, une rumeur s'est fait jour, s'est enflée : Qu'est-ce qu'il veut? mais, qu'est-ce qu'il veut? Réponse immédiate : rien, je ne veux rien de spécial. En tout cas pour moi. Je suis heureux, tranquille. Je n'ai besoin de rien de plus. En ce qui concerne l'organisation du monde dans lequel je vis, en revanche, je voudrais beaucoup et d'abord ceci : que la machine qui dirige nos actes se montre plus soucieuse de la personne humaine et que l'on ne cache pas les erreurs d'orientation sous un déluge de fausses explications.

Pour que les décisions erronées de quelques-uns ne créent pas dans ce domaine beaucoup de malheurs chez d'innombrables assujettis, je suis prêt à me battre, et longtemps. Mais on me prête d'autres ambitions... Le général de Gaulle, dont je vais parler encore dans ce chapitre, écrivait un jour à peu près ceci : « Plus j'allais droit et toujours dans la même direction, plus on me prêtait d'intentions tortueuses. » Travers, je le répète, de l'exégèse poussée trop loin : il paraît tout à fait extravagant d'imaginer un seul moment qu'un individu normal puisse agir par élan spontané pour satisfaire simplement ses propres convictions, sans ambition cachée de lucre ou d'honneurs. Je ne peux, pour en revenir à mon intéressante personne, prouver sans conteste ma sincérité : croirait-on celui qui, embouchant le porte-voix, crierait : « Je suis sincère »? Je demande pourtant à être jugé sur pièce : ce que je dis n'a d'autre but que d'apporter un témoignage et de faire germer des solutions. Je ne cherche pas à être agrégé, je le suis déjà, je ne cherche pas à me faire des clients : je n'ai pas de clientèle privée, ce ne sont pas non plus les mondanités que je quête : je me couche toujours de bonne heure et rien ne m'horripile plus qu'un cocktail. En toute franchise, je m'y ennuie. Non, ce qu'il me faut pour être bien dans ma peau, pour me sentir heureux, c'est vivre dans un milieu m'admettant sans animosité, ni jalousie. Mais c'est aussi vivre au sein d'une collectivité dont les buts clairement définis sont destinés à aider le plus grand nombre. Or il se trouve que ce n'est plus le cas aujourd'hui en médecine : depuis des années, je suis le témoin, le réceptacle de la grande misère des étudiants en médecine et du désarroi grandissant des malades. J'insiste, ce n'est pas au fond de ma géniale cervelle qu'a, tout d'un coup, jailli l'étincelle, sorte d'étoile du berger, m'indiquant le chemin à suivre : non, c'est petit à petit, parce que les étudiants, les malades, mes amis — j'en ai beaucoup — réfléchissaient avec moi sans complaisance ni autosatisfaction aux structures actuelles de l'institution médicale et à la signification de l'acte médical lui-même que, petit à petit, s'est mis en place dans ma tête l'envie de témoigner et de proposer.

Je l'ai fait. Le public pris pour juge semble assez d'accord, heureux de voir que l'on se décide à ouvrir les yeux sur la réalité de la pratique médicale. Chez les médecins ce n'est pas l'unanimité. Dès le départ, j'ai vu même rapidement se lever le courant intégriste, je veux dire les dignes pendants médicaux de Monseigneur Lefèvre, que je suis tout prêt à laisser vivre mais dont je dis bien fort qu'ils sont responsables chaque jour, par leur incurie, de trop de drames. Or, ces drames, ces insuffisances professionnelles, je crois qu'il faut avoir le courage de le dire, personne parmi les non-médecins ne pourra jamais les connaître bien. Les « scandales » médicaux qui éclatent ici et là, je l'ai déjà dit, ne sont pas réellement indicatifs de ce qui se fait en médecine de plus préjudiciable pour les malades. Entendons-nous bien, je ne veux pas me contredire d'un chapitre à l'autre : je ne reviens pas sur ce que j'ai dit, à savoir que la médecine est vouée à l'erreur et que ses pouvoirs sont limités. Je dis simplement qu'une formation en faculté mieux adaptée, prolongée, par la suite, tout le temps de l'exercice du métier, permettrait de réduire les « bavures » qui sont trop fréquentes aujourd'hui. De ces bavures, seuls les médecins peuvent juger sainement : ce que nous ne manquons d'ailleurs pas de faire entre nous, seulement, tout le drame est là, rien dans nos structures ne permet de s'y opposer efficacement.

En disant au public ce que les médecins seuls connaissent, je manquais un peu aux règles de ma caste. Je m'attendais donc tout à fait à voir se dresser quelques grands prêtres d'Hippocrate pour me signifier que j'allais trop loin. Une longue interview parue dans *Elle* et due à la plume de ma chère complice, Françoise Tournier, mit le feu aux poudres. « Comment, me dit-on, étaler nos problèmes dans des journaux de bonnes femmes! (*sic*) » En fait on ne me le dit pas : on me le fit dire et surtout on le dit dans mon dos. Car, en dehors de quelques feuilles de choux, bassement commerciales, il n'y eut aucune réaction publique de désapprobation. Mais des menaces proférées çà et là pour la suite de ma carrière. Jamais, au grand jamais, je n'ai rencontré un responsable de haut niveau qui me dise : « Vous vous trompez complètement et je vais vous le prouver. » Jamais. C'est tout de même révélateur.

Tout ce remue-ménage de coulisse ne me touchait que fort peu car j'avais ailleurs la preuve que les idées lancées, dont je redis qu'elles ne sont pas les miennes mais celles des mécontents-réfléchissants, touchaient au cœur bon nombre de personnes. Et d'abord mon patron, Jean Hewitt, qui s'amusa beaucoup et me soutint toujours, même si certains propos subtilement empoisonnés le décontenancèrent parfois. Lorsqu'on lui dit, par exemple, que je l'avais ridiculisé en disant que c'était un poète : désolé, c'est pour moi un compliment, j'aimerais qu'on me le serve. Puis vint sinon la bénédiction, du moins l'approbation de Jean Bernard. Si Jean Bernard m'avait désavoué, je dois dire que j'aurais sans doute baissé les bras. Il m'approuvait, je pouvais poursuivre. Je continuai ainsi la campagne grâce à la gentillesse et au talent des journalistes ou des producteurs d'émissions radio-télévisées. L'un de mes bienfaiteurs fut Philippe Bouvard dont je regrette fort qu'il n'ait pas été interne des hôpitaux tant il aurait été assuré d'une prestigieuse carrière d'économe de salle de garde; la répartie du tac au tac et l'embrayage automatique sur la vacherie drôle sont des qualités que je mets au-dessus de tout. « Philippe, tu as encore ton bras et ton épaule dans le champ, enlève-les », crie Alexandre Tarta. « Impossible, rétorque Bouvard, j'ai cela de naissance. » Il y avait avec moi sur le plateau de « Dix de Der » un journaliste, homme politique fort connu des Français, René Andrieu, rédacteur en chef de *l'Humanité* : son attitude pendant que je parlais ne témoignait pas d'une farouche hostilité; pour parler clair, il riait franchement. A la sortie du plateau, les propos échangés me laissèrent même penser qu'il semblait intéressé par mes positions. Sans plus, mais pas moins.

Je naviguai, donc entre les congratulations et les flèches venimeuses décochées de derrière les buissons lorsque survint un événement qui réellement vaut son pesant de petit pois [1]. Depuis la dernière élection présidentielle, ma patrie bien-aimée, Brive puisqu'il faut l'appeler par son nom, vivait une guerre politique à mi-chemin de Clochemerle et du Watergate. Jean Charbonnel, maire et ancien ministre, avait soutenu Chaban et dit beaucoup de mal de Giscard. Jacques Chirac avait pris alors une autre voie et chacun d'eux souhaitait manifestement à l'autre des tonnes de gentillesses. Jean Charbonnel, exclu du gouvernement depuis quelques mois déjà, aurait bien voulu que son suppléant démissionnât pour tenter de retrouver son siège de député. Hélas! hélas! ledit suppléant, frère de François Ceyrac, président du C.N.P.F., se sentait l'âme giscardienne et

---

1. Référence purement briviste.

ne voulait pas céder la place. L'affaire fit du bruit et l'on en raconta de bien bonnes rue Toulzac, rue de l'Hôtel-de-Ville, place de la Guierle et dans les tribunes du stadium; il ne manquait rien, pas même une savoureuse histoire de pied aux fesses!

Tout cela me parvenait par bribes et je me sentais du côté des rieurs. Or, voici qu'un jour me téléphone ma sœur Odile : « Tiens-toi bien, m'annonce-t-elle, *le Nouvel Observateur* écrit que tu vas te présenter aux prochaines législatives à Brive contre Charbonnel sous l'étiquette giscardienne. » Le canular était de taille. On m'aurait annoncé que M. Giscard d'Estaing venait d'être fait compagnon de la Libération ou que Georges Marchais venait de s'inscrire au Club des amitiés centristes, j'en aurais été moins étonné. Je ne discute pas les mérites de notre président, je dis simplement que je n'ai pas fait partie de ses électeurs. Je dis aussi que pour bien des raisons je suis très intéressé par les positions de Michel Rocard.

Tout cela ne fait pas de moi un giscardien rêvé d'autant plus que, vidons le sac jusqu'au bout, j'ai beaucoup de reconnaissance et d'estime pour Jacques Chaban-Delmas, lequel, sans connaître sans doute mon nom, m'a, il y a quelques années, protégé des loups-garous. Enfin, et surtout, j'ai nourri entre 1958 et 1970 la plus brûlante des passions pour le général de Gaulle. Ce que Phèdre pouvait ressentir vis-à-vis d'Hippolyte, ou Tristan vis-à-vis d'Yseult, n'était rien en comparaison du culte que je vouais à mon général favori.

Tout cela sans jamais « aller à la soupe », selon sa propre expression. Je me suis contenté, de ma place, de le défendre dans ces discussions passionnées dont nous avons aujourd'hui quasiment perdu le goût : c'est cela que l'on appelait la dépolitisation! Glissons. La seule activité politique que je reconnaisse fut même d'opposition : Charles de Gaulle gouvernant, j'étais membre du Club Jean Moulin auquel je voue beaucoup de reconnaissance pour ce qu'ont pu m'y apprendre des hommes comme Maurice Duverger, Étienne Hirsch, Georges Suffert, Michel Crozier et tant d'autres. Club dont j'avais l'impression sur le moment qu'il était résolument anti-gaulliste, Pierre Rouanet par la suite devait m'apprendre qu'en sous-main les dossiers filaient chez Jacques Chaban-Delmas, glissons encore [1].

Giscardien donc je ne suis, ni de tradition ni de conviction. Il n'empêche que *le Nouvel Observateur* m'avait bien eu et s'était lui-même bien fait avoir. Il fallait démentir. *Le Nouvel Observateur* m'en donna tout de suite la possibilité. Mais que vaut un démenti? Trois fois rien; pour la majorité des lecteurs, même, c'est l'équivalent d'une confirmation. Le monstre d'ailleurs réapparaissait épisodiquement. On me le signala dans *le Canard enchaîné* dont je puis certifier, s'il a bien publié cette « nouvelle », qu'il n'a jamais fait poser de micros dans mon bureau; je le découvris aussi dans un journal médical sous une présentation assez fielleuse et d'autant plus surprenante qu'elle venait d'amis, lesquels d'ailleurs publièrent un démenti plein d'humour. Mais le mal, car c'en est un, était fait. J'avais une superbe étiquette sur le dos. Bien sûr, ceux qui m'approchent quotidiennement gloussaient d'aise tellement c'était drôle, mais, les autres, moins proches ou carrément lointains, prirent tout cela pour argent comptant. J'eus droit aux encombrants donneurs d'accolades frivoles : « Bravo vieux, on savait bien que tu étais de notre côté. » J'eus droit à l'autosatisfaction des pythonisses semi-professionnelles :

---

1. Pierre Rouanet, *le Cas Chaban,* Laffont.

« Je l'avais toujours dit que tu ferais de la politique je le sentais... » Quant à une partie de la gauche elle « comprit » et trouva brusquement que je « faisais le jeu du pouvoir ». Du coup il fallait interpréter à la lumière de la droite tout ce que je faisais. Je discutais rudement un jour avec des représentants de la grosse industrie cosmétique dont j'estimais qu'elle devrait changer sa façon de faire : j'eus droit dans *l'Humanité* à la citation suivante : « Sous des dehors contestataires, le docteur Escande » et l'on évoquait plus loin « les copains et les coquins » : allusion plus que transparente. Comme j'attaquais le non-sens des études médicales qui consiste actuellement à obliger les étudiants à apprendre leur métier en dehors de la faculté, parce qu'on leur apprend trop de théorie et presque rien en pratique, la section de Cochin du parti communiste français fit distribuer un texte expliquant que sans sciences fondamentales les malades seraient mal soignés. Je sais fort heureusement qu'il ne s'agit pas là de l'opinion dominante au sein du parti communiste sinon, je le dis tout net, mieux vaudrait que les malades votent à droite lors des prochaines élections.

Pour en revenir à ma « candidature » je me dis tout de même qu'il existe des choses bien étranges : que je n'aie vu, par exemple, aucun démenti des républicains-indépendants signalant qu'ils n'avaient rien à faire avec M. Escande et que d'ailleurs ils ne le connaissaient pas, me semble curieux. Il y a décidément des mondes que je ne connais pas... et que je n'ai pas envie de connaître. La députation ne me tente pas, mais alors pas du tout. Je fais partie d'une famille où beaucoup se sont présentés à des élections. Les complets sur mesure ont été plus nombreux que les soirs triomphants. Ce serait pour moi une première raison mais la seconde me refroidit plus encore : rien ne me serait plus insupportable que de « travailler ma circonscription ». Je comprends qu'on le fasse, je n'aimerais pas le faire. L'exercice actuel de la course aux bulletins interdit trop, ce me semble, la réflexion en profondeur. Et puis je me sens la tripe délicate : pourrais-je honorer tous ces arrosages, inaugurations ou commémorations? Sûrement pas. D'ailleurs, et ce doit être finalement le plus important, je ne pense pas qu'un député de plus puisse changer bien des choses dans le domaine de la santé. La réflexion n'est pas encore suffisamment avancée pour que l'on puisse débattre utilement des problèmes de santé au Parlement. En ce qui me concerne, je me sens au stade de la réflexion politique non point encore à celui de l'action. Je ne sais pas d'ailleurs si ce jour viendra jamais. Après tout, Montaigne, Rousseau, Voltaire, Hegel n'ont jamais été députés [1].

Toujours est-il que de ma place qui est celle d'un hospitalo-universitaire cherchant à maintenir des contacts en profondeur avec beaucoup de monde, et en m'y tenant fermement, car j'aime mon métier et ne veux pas en changer, je pense pouvoir contempler le panorama médical pour être en mesure de décrire quelles sont à mon sens les pierres d'achoppement qui restreignent les possibilités médicales actuelles. Ce sont ces réflexions qui me dicteront plus tard, tout naturellement, les mesures à prendre si l'on veut, autrement qu'en paroles, des malades soignés au mieux de leur demande.

---

1. Ce sont des exemples. Non, ma tête n'enfle pas.

2

LA RÉSISTIBLE EXPANSION DU DOMAINE MÉDICAL

Temps de progrès? Temps d'incertitudes! Les temps
que nous vivons nous pèsent et manquent tragiquement
d'élan collectif d'enthousiasme. Du moins pour les pays
industrialisés. Du moins aussi pour ceux parvenus à un
certain niveau d'aisance matérielle. Qu'on ne se laisse
point abuser en effet par le rappel trop embelli des
délices agricoles passées. L'histoire des peuples ne se
confond pas avec celle des princes. Combien de paysans
ont-ils mesuré la grandeur de Louis XIV? Ce n'est pas
faire preuve d'optimisme forcé que d'affirmer l'évidence : en un siècle, l'aisance matérielle des pays industrialisés s'est affirmée d'une façon que nul n'aurait osé
imaginer. Cette richesse industrielle, pourtant, engendre
l'incertitude et l'angoisse. Ce n'est pas non plus une
nouveauté, le mal du siècle n'est pas de notre siècle.
Toute l'histoire n'est, au fond, qu'une succession de
périodes de rêves suivies de périodes de doutes. Le doute
que nous connaissons aujourd'hui est pourtant d'un type
nouveau, nous nous demandons s'il est réellement utile
d'être efficace, et s'il fallait résumer le plus brièvement
possible le jugement porté sur notre temps, je dirais :
« A quoi bon? » A quoi bon les progrès industriels s'ils

doivent aboutir aux villes monstrueuses peuplées d'hommes ne quittant leur appartement-cage que pour emprunter les transports-cages les conduisant dans des bureaux-cages? A quoi bon l'automobile, si c'est pour fabriquer des hordes de conducteurs restant hargneux bien après avoir quitté un véhicule qui leur avait inspiré le seul souci de doubler, d'avoir le feu vert, ou de gagner dix minutes sur un parcours? A quoi bon la médecine puisque, à en croire certains, elle ne ferait qu'engraisser des profiteurs et rendre malades plus d'individus bien-portants qu'elle ne guérirait d'individus souffrants...?

Les temps que nous vivons sont ceux du désenchantement parce que nous n'allons pas aussi vite que nous le souhaiterions et parce que les déchets de l'activité forcenée commencent d'être encombrants. Nous ne tolérons plus rien : les catastrophes naturelles ne semblent plus naturelles; on cherche des responsables aux avalanches, aux tremblements de terre, aux cataclysmes de tout genre, à la maladie; et il y en a effectivement parfois, mais le plus frappant, tout de même, est bien ce refus d'admettre qu'il y ait encore des limites humaines. On jette alors le manche après la cognée parce que le progrès n'a pas encore tout résolu, ou bien tout au contraire l'on répète à l'infini une démarche régulièrement inefficace dans l'espoir que l'accumulation tiendra lieu d'innovation et qu'à force de taper sur le clou on lui fera perforer le blindage.

Notre spleen nous vient donc de notre désenchantement de ne pas progresser assez vite. Nous nous sentons un peu vexés et, surtout, nous nous sentons irresponsables sans savoir d'ailleurs qui est réellement responsable. Bienvenu serait aujourd'hui celui capable de dire où se situe le pouvoir et qui gouverne.

La puissance des moyens de production, d'information rend la situation insaisissable. Chacun proteste donc contre le reste du monde, et la tentation de se sentir le seul pur au milieu d'un monde partant en quenouille nous envahit tous. Chacun de nous fait sa révolution dans sa tête, organise un système tournant autour de lui. Nous ne raisonnons plus à l'unisson, nous ne trouvons plus d'élan collectif. L'individualisme n'a jamais été aussi fort qu'en cette époque d'uniformité. Il n'y a plus de volonté commune mais une infinité d'égoïsmes. Il nous manque celui qui saurait trouver un dénominateur commun aux pensées contradictoires agitant chacun. C'est le privilège des génies éclairants que de savoir trouver les idées et les mots qui servent de boussole à leur temps. Aristote, Descartes, Marx n'ont pas aujourd'hui d'équivalent reconnu, capable de formuler correctement les problèmes qui sont les nôtres. Nous mourrons peut-être tous sans avoir connu ce grand visionnaire ou sans l'avoir reconnu : le malheur des génies en avance c'est justement d'avoir à attendre que les autres soient parvenus à leur niveau de pensée. Il semble pourtant bien que l'on commence, dans la grisaille, à voir se détacher les contours d'un des responsables essentiels de l'affolement qui s'empare de nous : nous avons réellement cru trouver la solution de nos angoisses dans une consommation forcenée qui fait naître pourtant plus de frustrations que de satisfaction. La société dans laquelle vivent les pays occidentaux fait tout passer par la filière production-publicité-consommation-enrichissement... La médecine n'a pas échappé à la tourmente. Tant que les mécanismes de la société de consommation n'auront pas été expliqués clairement, la situation de la médecine restera incomprise du public : il est urgent que chacun sache que notre époque s'est donné pour credo : « Plus nous satisfaisons de besoins inutiles, plus nous serons riches et capables de satisfaire nos besoins réels. » Toute l'organisation de notre société vise à créer des besoins qui n'existaient pas spontanément ou qui n'étaient pas conscients ; toute cette organisation tend aussi à « vendre du rêve », rêve d'être le plus beau, rêve d'être le plus riche, le plus viril ou la plus féminine, le plus grand voyageur, le plus élégant, le mieux nourri, le mieux logé, le plus soigné... Il fallait être bien fou pourtant pour croire que l'aisance matérielle pouvait être synonyme de bonheur et que la visite médicale quotidienne pouvait être source de santé. Il s'est tout de même trouvé dans l'histoire des individus qui ne manquaient pas de grand-chose. Ont-ils été heureux pour cela? Les historiens s'accordent à dire que non, il serait donc bien surprenant que boire la bière Ancre sur le bateau Zéphyr, dans un pays de Cocagne, apporte le bonheur attendu. Il se trouve aussi des personnages fort importants livrés en permanence aux médecins : sont-ils en meilleure santé pour cela? Sûrement pas. C'est pourquoi les partis politiques garantissant le droit au bonheur ou à la santé en période électorale me font rire autant qu'il est possible. Mais, comme Raymond Devos, j'en ris... j'en pleure. Il est fou d'exiger ce que l'on n'aura jamais : le bonheur est peut-être de ce monde, il est en tout cas transitoire, subjectif et relatif. La santé est un bien précieux, mais ce n'est pas en disant aux médecins : « Donnez-la, je la veux », qu'on l'obtiendra, car, figurez-vous, ce n'est pas dans leurs possibilités actuelles.

Nul ne peut donc promettre le bonheur ou la santé et rien ne sert de les exiger. On peut, en revanche, demander que tout soit fait pour que la vie collective devienne acceptable et que les avantages des uns, leur quête du bien-être, ne s'opèrent pas au détriment des autres. C'est la grande affaire d'un monde tout entier dominé par le mot de multiplication : multiplication des habitants, multiplication de la production, multiplication des possibilités de communication, multiplication des richesses (je parle bien entendu des pays industrialisés), multiplication des inégalités. La multiplication incontrôlée a touché plus gravement que d'autres le secteur de la médecine : le recours au médecin, devenu possible par les mérites conjugués de la multiplication de leur nombre et de l'apparition des systèmes de protection sociale, a fait sortir de son lit la rivière médicale. Aux motifs de consultation classiques d'il y a cent ans, sont venus s'ajouter tous les états d'âme, toutes·les craintes, toutes les angoisses et puis aussi tous les petits bobos, tous les troubles autrefois subis sans presque y penser.

Tout cela sur la foi d'une croyance dans le progrès médical censé tout pouvoir résoudre! Quelle erreur! Si la médecine a progressé — et beaucoup — dans le champ des maladies classiques, on peut dire qu'elle fait faillite lorsqu'elle s'égare trop loin de ses bases. Il faut revenir au bon sens : les médecins doivent prendre en charge les maladies, c'est-à-dire les écarts évidents avec la normale, empêchant ou interdisant une vie ordinaire. Les médecins, à mon sens, doivent cultiver au mieux ce domaine bien clôturé, celui des variations nettes par rapport à la normale, et ne pas trop s'égarer aux limites du bien-portant, dans les domaines où il y a souvent à faire, mais où ce n'est pas aux hommes ayant reçu une formation, même idéale, de médecin d'agir. Ces quelques idées constituent pour moi une des deux lignes de force principales d'un programme de médecine utile à la société. Il faut aiguiller vers les médecins les seuls « malades », et non pas les victimes du « mal-être », les âmes à la recherche de leur équilibre, qui doivent se confier à d'autres qu'à des médecins. Je sais que beaucoup pensent le contraire ou font le contraire sans l'avoir trop bien pensé; je le déplore car je vois là une des sources des maux que connaît actuellement notre médecine, qui, n'ayant pas défini ses objectifs et ayant voulu trop embrasser, a réellement mal étreint et manqué le train. Pour prendre une comparaison avec le rugby, et pour expliquer ma conception de la place du médecin par rapport aux autres membres des professions de santé, je dirais que le médecin est le demi de mêlée, capitaine de l'équipe des professions de santé, ce qui implique qu'il joue à l'occasion comme un troisième de ligne, qu'il « mange », de temps à autre, un peu de terrain à son demi d'ouverture, qu'il définisse la tactique et pousse de solides coups de gueule pour imposer le placement de chacun des autres joueurs sur le terrain, mais ce qui implique aussi qu'il ne se donne jamais le ridicule d'essayer de cueillir les balles à la touche [1], de se mettre au beau milieu de la mêlée pour pousser ou bien encore de déserter son poste pour s'emparer du sifflet de l'arbitre. Pour les médecins : de la médecine, pour les para-médicaux : de la para-médecine. Je n'aime d'ailleurs pas cette expression de para-médicaux qui sonne mal, que l'on sent péjorative; je n'aimerais pas plus que naisse un terme nouveau, il faut simplement appeler ces individus par le nom que veut leur métier : pour impliquer que tout en n'étant pas médecins, ils ont un rôle propre irremplaçable et non pas de deuxième main. C'est pour moi la plus criante des évidences que les podologues, les orthophonistes, les psychologues, les diététiciennes, les opticiens et puis bien sûr les infir-

---

1. Le demi de mêlée idéal mesure 1 m 70 et pèse 70 kg. Les sauteurs à la touche mesurent 1 m 90 et les pousseurs en mêlée avoisinent le quintal.

mières, les kinésithérapeutes, et puis aussi les pharmaciens et les dentistes — la liste est immense — n'apparaissent pas comme des auxiliaires médicaux, ce qu'ils ne sont pas dans la réalité, puisque, — on le vérifie chaque jour — ils sont au contraire souvent capables de recevoir les doléances de bien des individus et d'assumer très souvent leurs problèmes de bout en bout. Plutôt que de se scandaliser de les voir agir sans supervision médicale, mieux vaudrait leur rendre une confiance qu'ils méritent et les réintégrer comme il faut dans le schéma de l'organisation de la Santé publique pour que la circulation des informations et l'entraide mutuelle profitent en fin de compte aux malades. Je trouve inepte ce superbe isolement dictatorial du médecin qui en fait un être surpuissant, mais désespérément seul : que vaut le plus grand demi de mêlée du monde, s'il n'a pas quatorze partenaires à ses côtés? et, d'ailleurs, quel est le meilleur demi de mêlée du monde? celui qui joue derrière les meilleurs avants et qui lance les meilleurs lignes arrières. Limiter le médecin à son rôle de médecin et veiller à le souder aux autres dispensateurs de santé, remis au niveau qu'ils méritent d'occuper, voilà défini l'axe d'une politique médicale efficace. Les médecins, je le présage, y gagneront en prestige et en autorité. On pourrait me dire que tout cela est bel et bon, mais qu'il subsiste une inconnue : où faire passer la clôture qui limite la médecine de la santé? Je répondrai : par le bon sens! c'est le bon sens, celui de chacun d'entre nous, qui nous permet, élémentairement, de savoir si nous sommes réellement malades ou non. Pourtant l'idée s'est répandue dans le public qu'il pourrait en être autrement et que tout en se sentant bien, on pourrait être très malade. On croit beaucoup trop en la médecine prédictive, chargée de déceler « à temps » d'éventuelles maladies. La médecine prédictive, culminant dans le check-up chargé de vérifier en routine si la machine n'a pas trop d'avaries ignorées, est d'un coût exorbitant et d'une très faible efficacité, mis à part quelques rares domaines. Il ne faut donc conserver de la médecine prédictive que ce qui a fait ses preuves (le dépistage du cancer du sein, du cancer de l'utérus, le dépistage du diabète, de l'hypertension, de l'hypercholestérolémie sont plus qu'importants) mais il est inutile de laisser croire qu'on apporte une réponse aux anxieux par la prescription de millions de centimes d'examens inutiles et de millions encore de médicaments inutiles. Avec ces sommes, pour ces anxieux, il y a mieux à faire. Ces anxieux psychosomatiques, ces consultants paperassiers, ces pusillanimes, je l'ai déjà dit, représentent les trois quarts des consultants. C'est donc une décision à proprement parler révolutionnaire de choisir de les écarter de la médecine et de décider qu'ils ont moins besoin de médecins que d'autres catégories de personnels de santé. Pourtant qui souffrira de cette révolution? Presque personne! En tout cas, ni les médecins consciencieux, ni les « faux » malades que n'améliore ni ne rassure une médicalisation outrancière. Car voyons les choses en face : formés à faire de la médecine, les médecins en font, et les mal-vivants ou les consultants à petits bobos sont comme des malades sérieux radiographiés, analysés, médicamentés, tant et si bien que s'ils n'étaient pas réellement « malades » au début, ils croient au bout de peu de temps l'être réellement devenus, ce qui, d'ailleurs, est parfois vrai, par le fait d'un médicament mal toléré ou d'une intervention chirurgicale mal conclue.

Réserver aux médecins les malades vrais, implique donc de redéployer, selon l'expression à la mode, les personnels de santé pour que chacun fasse ce qu'il a à faire. Une précision pourtant : j'ai trop insisté sur la difficulté qu'il y a d'exercer le métier de médecin pour dire maintenant qu'il n'y aura jamais de « vrais » malades se présentant comme des mal-vivants et des mal-vivants comme des malades. Il y en aura même beaucoup, et, au moindre doute, le médecin devra les prendre en charge, mais pour les renvoyer, s'il le faut, vers les autres pourvoyeurs de santé. La médaille aura, bien sûr, son revers et des erreurs surviendront, mais la situation nouvelle sera cependant bien meilleure que la situation actuelle. Ce n'est pas une utopie et d'ailleurs il existe des exemples où la séparation ne se fait pas si mal. Je prends celui des psychanalystes et des psychiatres, les premiers, pas forcément médecins, les seconds, si : certes les uns et les autres se frottent de temps à autre, pourtant les luttes qui se produisent traduisent plus une volonté de puissance, de quête du pouvoir, qu'un désarroi dans l'attribution des fonctions propres à chacun. Jean-Paul Moreigne me disait un jour : « Je suis médecin et psychanalyste, j'ai choisi d'exercer le deuxième de ces métiers, il me conduit à entrer en contact avec certaines personnes ayant des difficultés à vivre leur vie et à tâcher de les aider grâce à la psychanalyse. Si au cours de l'une de celles-ci survient une affection psychiatrique vraie, je trouve que la meilleure des solutions est que mon client devenu malade consulte un psychiatre qui lui délivrera éventuellement les traitements jugés utiles. Moi je ne traite pas ; j'ai choisi de ne plus être médecin. » On pourrait transposer ce raisonnement à toutes les autres interfaces médecine-santé. Le mot d'interface m'inspire d'ailleurs une comparaison : on peut imaginer la médecine comme une sorte de diamant aux multiples facettes ; à chacune de ces facettes viendrait s'affronter ou plutôt s'accoler un volume qui représenterait la partie « santé » en rapport avec la partie « médecine ». En face de la dermatologie, l'esthétique et les cosmétiques; en face de la gastro-entérologie, la diététique; en face de l'oto-rhino-laryngologie, la phoniatrie; en face de l'ophtalmologie, la lunetterie...

Cette séparation clairement énoncée, il resterait à former en conséquence les différents pourvoyeurs de santé et à prendre une autre décision essentielle : celle fixant jusqu'où doit aller le remboursement par la Sécurité sociale. Faut-il le limiter aux seuls médecins? C'est un point à discuter, qui appelle des prises de position politiques déterminantes. Et puisque voilà que le mot de politique vient d'être prononcé, il faut insister sur ceci : la préservation de la santé et l'exercice salutaire de la médecine ont une telle importance, concernent tant chacun de nous au plus profond de lui-même, qu'il est illusoire d'espérer changer les choses par un débat parlementaire, dix ou vingt décrets, et quelques campagnes d'explications plus ou moins suivies, plus ou moins comprises. Non, il faut accorder au problème de la médecine une priorité politique ce qui, dans les structures des pays industrialisés, implique que les problèmes de santé fassent l'objet d'une vaste consultation électorale nationale. Le général de Gaulle aurait pu organiser un référendum : lui seul ayant su électriser l'opinion sur des votes dépourvus de candidats, il faut abandonner cette idée. Reste celle de voir un grand parti prendre un jour comme thème de campagne pour les législatives, ou un homme de premier plan prendre comme thème de campagne présidentielle, la santé. Si l'un ou l'autre connaît les problèmes à fond et cherche à améliorer les bases mêmes du système plutôt qu'à se répandre en propos démagogiques, je réponds du succès, car je ne crois pas à la bêtise de mes concitoyens. Cela changerait d'ailleurs un peu des invectives rituelles revenant comme un vieil air connu à chaque consultation et auquel on aimerait bien voir se substituer la discussion des points essentiels. Les campagnes électorales ont repris depuis quelque temps un air vieillot, début du siècle, qui traduit une fois de plus l'incapacité de la plupart des hommes politiques à dominer leur sujet et à rassembler dans les grands domaines un faisceau d'idées concrètement applicables. Sans doute parce que c'est celui que je connais le mieux, le domaine de la santé et de la médecine me paraît le plus riche d'erreurs décisives. Nous avons tous de plus en plus de mal à le supporter.

3

LA PERVERSION TECHNOLOGIQUE
DE LA MÉDECINE QUOTIDIENNE

Le médecin agissant en dehors des limites de son territoire naturel qui est d'abord celui de la maladie représente donc une erreur d'orientation à laquelle il faut mettre un terme. Il faut limiter le domaine médical. Les malades, les médecins ont tout à y gagner. Cette première pierre posée avec solennité, reste tout de même à bâtir l'édifice. Il doit avoir pour fondement des médecins formés correctement à tenir le rôle exemplaire, irremplaçable, qui est le leur. Or de ce côté les choses ne vont pas bien, elles vont même très mal. La formation donnée aux futurs médecins est l'illustration de trois erreurs en cascade qu'il faut dissiper une à une. Il faut extirper les racines du mal, ce qui implique d'abord que l'on puisse dire où elles se cachent. Je veux donner là mon avis. La première de ces trois erreurs, celle qui conditionne les deux suivantes peut s'énoncer ainsi : on a cru que la structure de l'acte médical, donc que l'exercice même du métier de médecin avait été modifié radicalement par les possibilités technologiques d'exploration du corps humain. Or, c'est faux, l'acte médical lui-même ne s'est en rien modifié, simplement il s'est enrichi de possibilités nouvelles. Je ne songe pas à minimiser les acquisitions scientifiques qui ont permis tous ces progrès technologiques : le médecin d'aujourd'hui a plus de chances de reconnaître et de guérir les maladies que n'importe lequel de ses prédécesseurs et que n'importe quel officiant des médecines parallèles. Malgré tout la médecine est restée la médecine. La rencontre du médecin et du malade n'est pas devenue un colloque scientifique. Rien ne justifiait que l'on forme les futurs médecins en faisant de l'accessoire le fondamental, c'est-à-dire en leur donnant une formation faisant la part belle aux sciences réputées exactes, au détriment, hélas, de l'étude des maladies. Étudier la grippe me paraît plus important qu'étudier le virus grippal. Pourtant on a fait le contraire. On a donné la priorité à ce qu'on appelle les sciences fondamentales. Rien de plus révélateur que ce terme même de sciences « fondamentales » attribué au groupement chimie - physique - anatomie - physiologie-histologie... Rien de plus révélateur aussi que la place impartie à ces sciences réputées fondamentales dans les études médicales : la première, et de loin, en considération, puisque c'est à un concours composé uniquement de sciences dites fondamentales que revient l'honneur de sélectionner ceux qui auront la chance de devenir plus tard médecins. Aboutissement logique de cette erreur fatale qui veut que l'on ait cru à la naissance d'une nouvelle médecine : le temps passé à étudier les sciences « fondamentales » dépasse de beaucoup celui consacré à étudier les maladies. Je ne veux pas donner ici une suite de chiffres fastidieux mais je veux bien le démontrer à qui voudra.

Le public lui aussi a participé à l'erreur collective : le public, on le comprend, a voulu croire ce qu'on lui annonçait. Il a mis tout son espoir dans cette mystérieuse industrie des analyses et des examens. C'est en effet tout à fait essentiel à comprendre : la traduction concrète des sciences fondamentales dans le public, ce sont ces fameuses « analyses », ces magiques examens que le médecin fait ou fait faire. Je ne dis pas que ces pratiques soient inutiles, ni même dans certains cas essentielles, indispensables, je dis pourtant qu'elles doivent se tenir à leur place et venir à leur moment. Elles ne constituent pas la clé grâce à laquelle le médecin va pouvoir régulièrement percer les secrets de votre maladie. Madame, Mademoiselle, Monsieur, lorsque vous consulter votre médecin, ne commencez jamais par : « Je voudrais faire faire des analyses » ou : « Je voudrais passer des radios », ou encore : « Je voudrais que l'on me fasse des tests. » C'est vous que l'on veut connaître d'abord, votre âge, votre origine géographique, votre métier, si vous vivez en famille ou seul. Au cas où votre médecin connaîtrait déjà tout cela de vous depuis longtemps, ce qu'il veut alors connaître, c'est ce qui vous conduit aujourd'hui chez lui. Et même lorsqu'il vous a vu quelques jours auparavant et a effectivement demandé des analyses ou examens dont vous lui portez les résultats, ne lui placez pas, triomphant, sous le nez l'imprimé remis par le laboratoire ou les clichés soigneusement empaquetés ; dites-lui plutôt ce que vous avez ressenti depuis la dernière consultation. Si quelque chose de nouveau s'est produit cela vaut la peine qu'il le sache en priorité ! L'interrogatoire du malade représente le moment essentiel de tout acte médical. Il est bien rare, quelle que soit la discipline, de la dermatologie à la neurologie, de la cardiologie à la parasitologie, de ne pas être très fortement orienté vers le diagnostic correct par le seul interrogatoire. Le médecin qui n'interrogerait plus son malade, qui se jetterait d'emblée avec frénésie sur les lésions elles-mêmes ou pire sur ces fameuses

« analyses », auxquelles convient bien mieux leur autre nom d'examens complémentaires, ce médecin-là, on peut le craindre, ne serait pas un très bon médecin. Or des médecins de ce type, on pourrait bien en voir de plus en plus puisqu'on s'obstine contre le désir clairement exprimé des étudiants à enseigner que le malade a moins d'importance que les manifestations biologiques de sa maladie ou que les signes indirects de celle-ci recueillis par une multitude d'appareils. Ces médecins mystifiés l'auront été de bonne foi; on leur aura donné le mauvais moule, il serait surprenant qu'ils puissent y couler une bonne médecine. D'ailleurs les poisons du système s'auto-entretiennent : quels étudiants font aujourd'hui leur médecine? les scientifiques qui n'ont pu accéder aux grandes écoles. S'étonnera-t-on de les voir se soucier d'appareils électroniques plus que des contacts humains, d'électrocardiogrammes plus que de cœur, d'électroencéphalogrammes plus que de cerveau, de glucose plus que de l'homme diabétique?

Non, les progrès de la technique et de la biologie n'ont pas modifié la structure même de l'acte médical; la maladie ne s'est pas effacée derrière la science, le malade derrière les lois biologiques. Il faut donc réapprendre aux étudiants la médecine à l'endroit et, dès le début de leurs études, mettre les étudiants au contact des malades, si l'on veut qu'ils se pénètrent d'emblée du rôle qu'ils auront à tenir, du métier qu'ils auront à assumer. Qu'on ne les parque pas, trois années durant, frustrés jusqu'au plus profond d'eux-mêmes, dans de tristes amphithéâtres pour les gaver de biologie, loin des malades dont on veut qu'ils assument plus tard la sécurité. Première erreur donc : avoir pensé que la magie de la technologie avait changé la réalité concrète de l'exercice de la médecine. Deuxième erreur effectuée dans la foulée, avoir formé des médecins pour lesquels les hommes malades ont moins d'importance que les mécanismes qui les rendent malades. Troisième erreur : avoir considéré le médecin comme un homme sinon devenu infaillible, du moins ayant toujours la possibilité de connaître la vérité puisque, justement, appuyant ses dires et ses actes sur des sciences « fondamentales » inattaquables. Le médecin est maintenant tenu pour un homme dont on exige qu'il soit sans un seul manque, perspicace et sans danger. Et comment le serait-il? Je l'ai déjà dit, lorsqu'on a le temps et la disponibilité d'esprit de s'intéresser au malade lui-même, à son comportement, à ses aspirations, on constate avec effarement qu'il est réellement devenu très exigeant et qu'il pense pouvoir l'être en toute bonne foi : on lui a tellement dépeint le médecin sous les traits triomphants du héros volontaire : « Je ferai ce qu'il faudra mais je trouverai ce qu'il a », « J'y passerai mes nuits s'il le faut mais je le guérirai »... Quelle merveille se serait d'exercer notre métier dans ces conditions! S'il suffisait de vouloir pour réussir, de travailler pour trouver, combien se jetteraient à corps perdu dans une activité plus débordante encore. Hélas, ce n'est pas le cas. Nos possibilités sont étroitement bornées et telles des mouches contre la vitre nous butons continuellement sur la limite de nos connaissances jusqu'à en être étourdis. Effectuer un diagnostic comme porter un pronostic — c'est-à-dire prédire l'avenir — décider d'un traitement comme décider de ne rien faire constituera toujours un pari, fatalement perdu de temps à autre. Aussi malades, politiques et médecins, s'ils ne veulent pas voir naître des malentendus qui pourraient fausser toute la pratique médicale, se doivent, tous ensemble, de redéfinir la responsabilité médicale. L'alternative est simple : ou bien l'on continue de se comporter comme si la médecine était une science exacte, ou bien au contraire l'on décide de reconnaître que le médecin doit fatalement se tromper puisque le raisonnement médical est un raisonnement tâtonnant, obligé, selon la formule de Montaigne de « s'essayer » dans la pénombre, pour détecter les obstacles, chercher les voies de passage et n'accéder qu'épisodiquement à la lumière. Si l'on choisit la première proposition il se produira fatalement ceci : le médecin deviendra un individu traqué, condamnable pour défaut ou excès de soins. Cet être traqué, bien plus que se défendre, voudra se couvrir. Peu importe alors le retentissement de l'acte médical sur le malade, ce qui deviendra prioritaire c'est que les conséquences de l'acte médical ne se retournent pas contre le médecin lui-même. Le malade à son tour sera piégé et l'autodéfense du médecin coûtera cher : il lui faudra prouver qu'il a pensé à tout et pour cela il multipliera le recours à la technologie. Même s'il n'y a pas une chance sur mille de lui voir apporter une information précieuse, on fera comme on dit « dégringoler les bilans » : « bilan immunologique », « bilan rénal », « bilan hématologique ». Le malade peu fortuné n'aura plus qu'à déposer le sien! Ce que le sénateur Kennedy reconnaissait d'ailleurs implicitement comme déjà d'actualité aux U.S.A. : seuls les riches peuvent être soignés, disait-il; drôlement soignés! Aux U.S.A. où le libéralisme n'est pas tempéré comme en Europe par l'importance des lois sociales et par le dirigisme d'État, se mesure donc dès à présent et aux dépens du malade lui-même, l'erreur de base qui, mélangeant espoir et chimère, a clamé trop tôt et trop haut que le progrès scientifique avait fait de la médecine une science exacte.

Ne l'oubliez pas, surtout pas : c'est le malade qui fait, au sens propre, les frais de cette bévue. En Europe le problème financier tient moins le devant de la scène parce qu'existent des organismes sociaux puissants et disposant de sommes considérables mises au service de la médecine sans que le malade ait le plus souvent à se soucier lui-même d'effectuer les versements ; la ponction est automatique et on la discute d'autant moins qu'elle est effectuée sous anesthésie : les cotisations sont retenues à la source. Il n'y a rien, en apparence, à sortir du portefeuille. Pourtant dans son essence la situation est identique aux U.S.A. et en Europe. On ruinera les malades, et à terme le pays, en leur laissant croire que la médecine est devenue infaillible. Cette orientation n'est pas inéluctable. On peut en effet estimer — nous abordons le deuxième terme de l'alternative — que, la médecine n'étant pas une science exacte, l'erreur doit y être fréquente, obligatoire même et que, dans ces conditions, on ne saurait punir un médecin se trompant de temps à autre, si ce médecin a auprès de ses confrères et de sa clientèle la réputation d'être un homme sérieux et s'il peut se justifier aux yeux de ses pairs et de ses malades autrement qu'en brandissant une coûteuse feuille de police d'assurance. Sachez-le bien, vous qui n'êtes pas médecins, nous savons parfaitement, nous qui le sommes, quels sont les médecins consciencieux et quels sont les « fricards », quels sont ceux qui prennent trop de risques, quels sont les dévoués, quels sont les bonimenteurs et quels sont les chercheurs de vérité. Ce qu'aucune juridiction civile n'arrivera jamais à faire éclater au grand jour, nous savons le deviner du premier coup ! C'est pourquoi j'insiste sur l'importance d'une juridiction interne à la médecine, soucieuse de maintenir dans la profession une moralité exemplaire et d'agir avec discrétion mais fermeté auprès de ceux convaincus de ne pas exercer leur métier de la meilleure façon. Je sais trop quelles foudres je vais m'attirer mais je soutiens que ce pourrait être l'œuvre d'un Conseil de l'ordre rénové, un Conseil de l'ordre qui remplacerait ce qu'on lui reproche à juste titre de mesquinerie et d'exercice de la vengeance personnelle, par la volonté de veiller à la qualité maintenue de l'acte médical et de prévenir par la dissuasion les débordements intempestifs. Je veux bien me faire traiter de rétrograde, de corporatiste ou de je ne sais quoi encore, je maintiens mes positions et soutiens que c'est une illusion dangereuse que d'imaginer des profanes jugeant équitablement en routine des affaires médicales du moins dans l'état actuel des relations inter-humaines dans les pays occidentaux.

Le contrôle interne sérieux de la profession médicale, dont je dis qu'il est possible à condition de désigner des sages pour l'effectuer, rendrait à la médecine un air de liberté qu'il serait dangereux de lui faire perdre, diminuerait cette surmédicalisation de protection et dégagerait pour d'autres secteurs de la santé des sommes considérables investies pour le moment à fonds perdus[1]. On mesurera après ces lignes combien le problème de la technologie médicale est devenu le problème clé de l'avenir de la médecine, jusqu'où se prolongent ses ramifications et combien il serait ridicule de le réduire à une querelle d'intérêts ou à une lutte de puissance entre les cliniciens et les scientifiques dits « fondamentalistes ». Il n'est pas question de renvoyer les fondamentalistes ni de songer à se passer de leurs services, pas plus de vouloir reprendre quoi que ce soit des droits qu'ils se sont acquis et des postes qu'ils ont obtenus ; je pense même

---

1. J'insiste bien : il n'est pas question de rogner les crédits de santé, il faut les utiliser avec plus de bon sens. Si un gouvernement de gauche décidait d'augmenter la part du P.N.B. impartie à la santé le problème deviendrait plus aigu encore.

qu'il faudrait veiller à ce que leur recrutement soit plus sévère, à ce que leur activité soit plus alléchante encore, si c'est possible, pour que des esprits de tout premier ordre soient plus régulièrement encore des leurs. Il s'agit simplement de les installer à leur véritable place qui ne se situe pas à l'entrée des études médicales où ils « fatiguent » l'étudiant comme on fatigue le taureau ou la truite, pour mieux l'estoquer ou la ferrer, mais au milieu d'elles, comme la demande d'examens complémentaires se situe au beau milieu de l'acte médical. Décortiquons en effet un acte médical ; il se décompose en plusieurs scènes. La première est de relation ; le médecin entre en contact avec le malade pour le situer, pour obtenir sa fiche d'identité individuelle pour essayer de comprendre l'environnement dans lequel il évolue, puis vient la deuxième scène, la phase véritablement médicale, la phase appelée « clinique ». Par les questions qu'il pose, le médecin se met d'abord sur le chemin de la maladie, par les gestes qu'il effectue, grâce à ses yeux, à ses oreilles, il perçoit des signes qui lui permettent d'avancer un peu plus sur le chemin du diagnostic, parfois d'ailleurs il atteint ainsi son but : la maladie est reconnue et le traitement à lui opposer en découle [1]. Parfois cependant la clinique, c'est-à-dire, je le répète, l'ensemble des signes que l'on peut recueillir par l'examen du malade lui-même, ne permet qu'une orientation : il faut pour progresser aller plus loin, demander des analyses, des examens électriques, des radiographies, mais chose essentielle, il faut avoir été orienté. L'examen complémentaire demandé « à titre systématique » n'apporte presque jamais rien et l'on serait tenté de dire, en outre, que plus il coûte, moins il rapporte d'enseignements utiles. Pourtant, au nom d'une

---

1. Qui comprend des médicaments, sans doute, mais aussi, comme on dit, une « prise en charge » qui est, je crois, la raison d'être du métier de médecin.

mode qui aurait fait long feu quelques mois ou années
plus tard, que d'examens inutiles prescrits, à la satisfaction, c'est vrai, du malade qui a la ferme conviction que
le sang qu'on peut lui pomper, les radios qu'on peut lui
faire passer, les aiguilles qu'on peut lui enfoncer çà et là
ont le pouvoir de détecter le mystère là où le médecin aux
mains nues se montrerait dérisoire d'impuissance. Quelle
erreur profonde d'interprétation de la part du malade, et
quelle démission du médecin que d'abandonner le rôle
qui lui est propre au profit de techniques totalement
déshumanisées. Oui, quelle erreur de jugement que celle
des malades se désolant de voir qu'on ne leur prescrit
aucune analyse et qui se sentent délaissés parce qu'on les
a « seulement auscultés »! A supposer que ces analyses
révèlent une « anomalie », celle-ci représente que très
rarement la « cause ». Les analyses révèlent trop rarement ce qui peut-déclencher la maladie et mettent plus
rarement encore sur la voie de ce qui permettrait de
traiter mieux. Le bilan est clair : les examens biologiques, radiographiques et électriques, s'ils sont indispensables pour certains (je pense aux diabétiques, aux
sujets atteints de maladie du sang, de maladie des reins
et bien d'autres encore), ne le sont finalement que
pour un petit nombre de malades. Il en est des examens
de laboratoire en pratique quotidienne comme du caviar
ou du foie gras : c'est bon à certains moments, ce serait
lourd au petit déjeuner, insupportable quatre fois par
jour. Autre similitude entre ces spécialités gastrono-
miques et les examens complémentaires, tous deux sont
ruineux s'ils sont consommés trop régulièrement. Les
examens coûtent cher, trop cher pour que l'on puisse en
toute liberté en faire un objet de consommation courante. Je n'ai parlé jusque-là que de la pratique médicale
courante, de la médecine quotidienne. Je demande avec

insistance que l'on ne confonde pas biologie utilisée pour débrouiller un cas et biologie de recherche. C'est une biologie utile que celle qui est faite par les vrais chercheurs de pointe dans les vrais laboratoires de pointe : à ceux-là il ne faut ménager ni les facilités d'existence ni les facilités matérielles à condition que l'on ne choisisse que les meilleurs et les plus inventifs et que l'on renvoie se distraire ailleurs les fonctionnaires courtelinesques, les snobs reconnus, les crapules patentées et les « has-been » notoires. Faire carrière en recherche devrait être aussi dur que faire carrière dans le sport de compétition, domaine dans lequel on connaît certes d'étonnants exemples de longévité mais où les plus grands passent aussi, souvent, comme des météores sans imposer le spectacle désolant de leur sénescence naufrageuse. Je parle des chercheurs eux-mêmes, non des administrateurs de la recherche qui devraient, eux, calquer leur carrière sur celle des grands entraîneurs sportifs, tout à la fois dénicheurs de talents, jardiniers méticuleux, meneurs d'hommes et stratèges de haut niveau.

Aussi bien dirigée que soit la recherche, il ne faut pourtant pas exiger d'elle des résultats concrets, c'est-à-dire immédiatement profitables aux malades. Voilà un autre mythe que de faux prêtres tentent à tout prix d'accréditer : « Donnez aujourd'hui pour le cancer, demain nous vous donnerons le remède salvateur. » La recherche de pointe élucide pas à pas avec une obstination de fourmi, un point après un autre sans trop savoir si d'aventure cela pourra bientôt servir concrètement aux malades. Il arrive qu'une découverte de la recherche trouve une application pratique lorsque, par exemple, est mise au point une méthode d'analyse révélant une anomalie biologique qui sous-entend un traitement précis. Il est en revanche plus que rarissime de voir un travail de recherche permettre la mise au point d'un médicament nouveau, actif. On pourrait écrire des pages et des pages sur la découverte des médicaments actifs pour expliquer que sans recherche ils n'existeraient pas, mais que la recherche n'est en général pas suffisante pour que le médicament mis au point soit attribué d'emblée à la maladie dans laquelle il sera actif. Peut-être disposons-nous déjà des molécules que l'on attend pour traiter la rage, le cancer du poumon, la pancréatite aiguë... seulement nous ne le savons pas. Il a fallu à Fleming une heureuse maladresse pour que soient révélées les vertus de la pénicilline : il a fallu en effet que soient mélangées par erreur et par hasard des cultures de pénicillium et de staphylocoques pour que l'on découvre que la première détruisait la seconde! N'en veuillons donc pas aux chercheurs de ne pas trouver « utile » tout de suite, donnons-leur au contraire les moyens matériels de chercher et prions le ciel que jaillisse l'étincelle qui fera d'une découverte importante sur le plan théorique une découverte indispensable sur le plan pratique.

Augmentons donc les crédits de la recherche, mais veillons tout de même à ce qu'ils soient donnés à ceux qui sont le plus capables de les utiliser bien. Donnons leurs chances à beaucoup mais pour un temps bref[1]. Ne continuons pas d'encourager et d'aider le chercheur de niveau moyen. Une véritable découverte a une portée universelle immédiate; il n'y a pas de chercheur de niveau national : la découverte est ou n'est pas, et si elle est, elle est internationale. Tout au plus des rivalités d'écoles peuvent-elles retarder l'éclosion de quelques obscurs qui le resteront, d'ailleurs, s'ils ne savent pas se

---

1. A condition bien sûr que soit précisément définies les possibilités de reconversion des chercheurs qui ne poursuivraient pas leur carrière.

protéger contre le vol de leurs idées originales mais le public ne pâtit pas de ces escroqueries-là.

La recherche donc aux chercheurs de talent et la gloire à ceux qui trouvent, découvrent, publient. Mais que faire au juste de ces découvertes? Il faut ici, je crois, expliquer un peu : lorsque l'on vous annonce à la télévision, à la radio, dans vos journaux la découverte effectuée dans un grand laboratoire on ne peut s'empêcher de vous faire miroiter des applications immédiates destinées à hâter les diagnostics trop longs à venir. A l'annonce de ces progrès chacun reprend espoir; chacun réclame sa part de la découverte. Les malades veulent subir ce nouvel examen, les médecins veulent le tester... la gabegie est souvent incommensurable. La faute est, bien sûr, plus le fait du médecin que du malade. Mais le médecin serait moins enclin à prescrire et à dépenser s'il n'était pas sûr de se grandir, aux yeux de son malade, en lui faisant subir le dernier test à la mode, de se grandir aussi et même surtout aux yeux de ses confrères si, la chance aidant, il parvient à mettre au jour l'anomalie rare que permet de révéler ce test. On fera 20 000, 50 000 fois l'examen pour avoir l'honneur (?), une fois, de le retrouver positif. Et encore si cela s'avérait utile! Mais non. C'est simplement un caprice d'enfant gâté. Sur 50 000 demandes d'examens, 100 peut-être étaient justifiées. Il n'en reste pas moins que, même s'ils doivent se garder d'en abuser, les médecins, tous les médecins, doivent être tenus au courant des progrès effectués par les biologistes. Il y va de l'élan de la médecine de ne pas abandonner le mouvement vers le progrès : c'est d'ailleurs dans cette direction-là que les biologistes-enseignants devraient chercher à étendre leur domaine : les médecins installés en ville, généralistes ou spécialistes, comme les médecins hospitaliers non biologistes, ont besoin d'être recyclés sans cesse par leurs savants collègues. Ils en ont un besoin bien plus grand que ces malheureux étudiants tout juste sortis des lycées et collèges et auxquels on dit : « Patience, si vous êtes fort en mathématiques et en biologie, vous verrez le premier patient dans deux, trois, ou quatre ans selon les cas. » Les biologistes auraient tout à gagner à changer d'enseignés : en efficacité, en puissance, en reconnaissance de la part de leurs collègues, de leurs confrères... et des étudiants. Les étudiants, bien sûr, ne sauraient terminer leurs études sans avoir travaillé la biologie : il faut simplement que cette discipline vienne après qu'ils se sont familiarisés avec ce que sera l'essentiel de leur métier : l'abord des malades sur le plan de la relation et de la clinique. Après viendra le besoin de la technique, dite paraclinique, celle des examens de laboratoires.

Voici que se dégage donc la ligne de force majeure d'une réforme vraie du système médical : il faut trancher le nœud gordien inextricable de la biologie médicale. Il faut admettre que l'acte médical demeure inchangé dans sa structure en dépit des travaux biologiques et qu'il en sera vraisemblablement ainsi pour quelques décennies encore. Il faut donc, pour que les malades ne soient pas victimes et complices crédules d'une stratégie à rebours, remettre la partie scientifique à sa vraie place. Si l'on persiste à vouloir vivre quatorze heures avant midi, nul doute que la pression biologique de la médecine quotidienne étendra ses ravages. Le drame sera tout de même que les malades en pâtiront le plus. En prendront-ils un jour conscience ou le subiront-ils longtemps sans rien dire? L'erreur collective ne se dissipera pas, je le crains, en un jour. Je sais d'ores et déjà quels propos fielleux, quelles contre-attaques vont me valoir ces pages. Je sais cependant que l'on évitera d'attaquer le problème de front. On me reprochera — tactique habile — tout ce que je n'ai pas dit : on me dira que je veux tuer la recherche, que mon inconséquence pourrait condamner à mort des milliers de malades... Pourtant la vérité s'imposera. Tout comme le faisait Harvey en présentant sa théorie sur la circulation du sang dont il pensait qu'elle allait lui valoir des tas d'ennuis et peut-être même le bûcher : « Je place mon espérance dans les hommes sincères... »

4

L'imbroglio médico-financier

Faire du problème médical un grand problème national, limiter l'activité médicale au domaine où elle peut s'exercer avec le maximum de chances d'être utile, revenir à une conception plus saine de la formation des médecins donc de l'exercice de la médecine, remettre les pieds sur terre et considérer que l'acte médical n'est pas celui d'un savant mais celui d'un homme appelé médecin, qu'aident épisodiquement la science et la technologie, voilà des projets où pourrait s'exercer immédiatement la volonté politique pour peu que les esprits s'éclairent : les solutions existent qui exigeraient peu de bouleversements, simplement quelques réadaptations. Ce ne serait déjà pas si mal de mettre sur pied, dans les conditions financières d'aujourd'hui, c'est-à-dire avec les sommes d'argent dont on dispose d'ores et déjà, une médecine tournée dans le bon sens, c'est-à-dire dans le sens de la satisfaction améliorée des besoins des malades. Pourtant il y a peu de chances de voir ces problèmes devenir rapidement prioritaires tant que les gouvernements seront confrontés au casse-tête financier posé par l'exercice de la médecine. Le public souhaite partout, de plus en plus, que la médecine devienne un bien de consommation gratuit, les pouvoirs publics de leur côté ne peuvent laisser croître indéfiniment les dépenses de santé. Mais ces mêmes pouvoirs publics ne maîtrisent pas totalement le jeu : selon la formule limpide de Michel Rocard, « en médecine, on a socialisé la demande sans socialiser l'offre ». Entendez par là que la Sécurité sociale rembourse partiellement la note, alors que la production et la fixation des prix des biens consommés ou des matériels utilisés (médicaments, appareils d'analyses, cabinets médicaux, constructions hospitalières,...) restent en grande partie régies par le système libéral du marché et ne sont pas directement fixées par les pouvoirs publics. La pratique des médecins est à cheval sur ce système bâtard. S'il existe encore une médecine libérale, ce n'est plus qu'exceptionnellement une médecine libre de tout faire. Le temps du médecin fixant selon son goût la durée et le prix de chaque consultation a théoriquement vécu. Pour la majorité des médecins limitant leur exercice à la pratique de ville en cabinet, il existe des normes, impossibles à respecter, certes, quant à la durée obligée de la consultation, toujours observées, en revanche, quand il s'agit des prix fixés. Encore qu'il faille expliquer, je crois, ce que sont les apparentes exceptions. Un généraliste, comme un spécialiste, doit théoriquement demander pour chaque consultation une somme fixée par le gouvernement après discussions avec les syndicats médicaux. Cette somme varie selon l'heure de la consultation et selon l'endroit où elle se produit : elle sera au plus bas au cabinet, au plus haut si le médecin doit faire 20 kilomètres de montagne, la nuit, avant d'arriver chez le malade. Pourtant les médecins ne sont tenus de demander ces tarifs officiels que s'ils se sont soumis à une « convention »; ce n'est pas une obligation. Il existe encore des médecins « non conventionnés » dont les consultations ne sont pas remboursées ou presque et qui font le prix à la tête du client. S.G., comme on dit pour les homards ; ici, la grosseur concerne le portefeuille du client ! Il ne faut pas confondre ces médecins « non conventionnés » avec ceux qui sont autorisés à pratiquer le D.P. — traduisez « dépassement permanent d'honoraires ». Le cas est exceptionnel chez les généralistes ; relativement fréquent chez les spécialistes, régulier chez les hospitalo-universitaires de haut rang qui ont une consultation « privée » à l'hôpital [1]. Ceux-là sont autorisés, de par leur notoriété dûment avalisée par les autorités, à demander la somme qui leur paraît convenable. Leurs clients ne sont remboursés que sur le tarif conventionnel classique, ce qui représente parfois une fraction bien mince de la somme demandée.

Conventionnés, conventionnés avec D.P., non conventionnés, voilà la palette de la médecine libérale dont le pilier essentiel est pour le malade le paiement à l'acte et pour le médecin des rentrées à l'acte : chaque malade à chaque consultation lui rapporte et lui rapporte parfois même doublement, triplement, ou plus, s'il lui a fallu mettre en œuvre de sa propre main certaines techniques spécialisées : radioscopie, radiographie, fond d'œil, électrocardiogramme...

La médecine « libérale » dont le second pilier est le libre choix du médecin par le malade, est aux antipodes d'une autre médecine où le nombre d'actes effectués ne constitue plus pour le médecin la base de ce qu'il gagne. Il est payé à la « vacation », à la semaine ou au mois ; tout se voit depuis le médecin « courant » des dispen-

---

1. Je ne fais pas de consultation privée et je pense que ce serait un bien de prévenir les futures générations d'agrégés que désormais ils n'auront plus cette possibilité.

saires éparpillés pour des honoraires assez faibles, qui, mis bout à bout, lui font tout de même une rémunération honnête, jusqu'au médecin travaillant à plein temps sur le même lieu pour un salaire mensuel fixé d'avance. On estime qu'aujourd'hui en France un tiers des médecins fonctionnent en système libéral, un tiers en système forfaitaire complet, un tiers en système mixte.

Cela précisé, revenons au problème d'ensemble. Toute une partie du pays a donc intérêt à voir s'enfler les dépenses médicales : celle qui encaisse, et toute une autre devrait avoir envie de les freiner : celle qui débourse. Ce n'est cependant pas ce qui se produit et pour une raison double, déjà énoncée : d'abord, beaucoup de ceux qui déboursent le font sans bien s'en rendre compte car le prélèvement se fait « à la source », ensuite beaucoup imaginent encore qu'il existe une relation simple entre la quantité d'argent dépensée et la qualité de la médecine. Pour ceux-là l'accès pour tous aux techniques avancées de soins et de dépistage serait une conquête démocratique de plus. Hélas, il faut déchanter : depuis plusieurs années l'accroissement des dépenses de santé n'a plus pour effet d'améliorer le niveau de santé de la population ; l'augmentation régulière de la médicalisation de la population n'est donc qu'une affaire de consommation courante : consommer est le but en soi, les résultats concrets apparaissent secondaires. La logique même du système veut que la grande préoccupation objective soit de faire que les gens se soignent plus sans savoir, sans vouloir savoir, si cela leur sera profitable. On peut souhaiter continuer indéfiniment dans cette voie, c'est en particulier le cas de groupes de pression souvent énormes qui ont investi en médecine et ne sont pas disposés à tirer un trait sur leurs privilèges. Pourtant on voit apparaître le point de non-retour : les gouvernements disent non. Peut-être pas encore très fort et surtout pas en public mais pour qui sait lire entre les lignes et glisser parfois une oreille en coulisse l'affaire est entendue : le changement de cap est souhaité, on veut ramener dans son lit la rivière médicale qui a débordé. Je partage cette analyse : la médicalisation outrancière est devenue un mal contre lequel il faut lutter, ce qui ne veut pas dire qu'il faut être « anti-médecine » encore moins « anti-médecins ». Il faudrait même dans l'idéal que les médecins eux-mêmes proposent les modifications à apporter dans le système de santé. Eux comme les malades ont tout à y gagner.

Il faut défendre une réduction de la surconsommation médicale [1] et donc agir sur les facteurs d'inflation. Au centre de tout, il y a ce fait très simple : tout consultant est considéré comme un malade. Or il faut le dire et le redire, le répéter et le répéter jusqu'à lasser, c'est-à-dire jusqu'à ce que ce soit retenu : trois consultants sur quatre viennent demander qu'on les aide à être heureux non qu'on les aide à guérir. Les médecins assez embarrassés dans le fond agissent selon leurs habitudes. On peut donc imaginer qu'une large part des examens demandés, et bien des médicaments prescrits, loin d'être des solutions, sont des pis-aller, des trompe-l'œil. Il faut après cette affirmation remettre toutefois les choses en place; qui dit consultation dit avant tout médecine de ville; or le secteur le plus coûteux de la santé publique, c'est l'hospitalisation qui, pour 2 ou 3 des malades, engloutit 50 p. 100 environ des sommes dépensées. Eh bien qu'on ne s'y trompe pas : l'hôpital n'a pas une logique propre : simplement ce qui s'y passe est une

---

1. Encore une fois, pour utiliser les sommes dépensées en pure perte à de meilleures fins, non pour réduire les dépenses de santé.

caricature cette fois monstrueuse de ce qui se passe « en ville ». La gabegie des examens « lourds » et l'absurdité du système font de la médecine hospitalière de pointe le pic le plus élevé dans la montagne des folles dépenses. Voilà donc déjà un point essentiel, mais il y a plus que le fait lui-même. L'exemple donné est contagieux, tout particulièrement au niveau des étudiants en médecine qui apprennent à pratiquer une médecine fort dispendieuse. Les médecins généralistes dénoncent aujourd'hui presque tous le danger et y voient même parfois la raison d'apprendre, eux-mêmes, aux étudiants la médecine générale! Les malades vus en ville n'étant pas les mêmes que ceux vus à l'hôpital (lequel ne prend en charge qu'un tout petit nombre de malades triés), la transposition de l'attitude hospitalière déjà dispendieuse sur place, devient, c'est vrai, la dernière des fantaisies de luxe lorsqu'elle s'épanouit en médecine de ville. Pour deux autres raisons de consommation : le médecin est un consommateur à titre personnel et à titre de responsable. A titre personnel, le médecin trouve son intérêt dans la multiplication des actes et la gadgetisation de la consultation : il y gagne en prestige et en espèces. La tarification à l'acte, pas mauvaise dans son principe, entraîne une augmentation tout à fait inutile de la prescription d'examens. Mais le médecin ne décide pas seul de l'augmentation de sa panoplie : il y a derrière lui la formidable poussée de l'industrie qui aime bien ma foi développer çà et là un secteur d'électronique médicale : « Endettez-vous docteur, vous ne vous en enrichirez que plus ; pour vous y retrouver, vous vous y retrouverez! » On me dira que j'ai décidément l'esprit bien mal tourné et que je vois le mal partout. « Comment pourrait-on croire que notre secteur médical ait d'autres visées qu'éthiques », clament bien haut les représentants de l'industrie pharmaceutique, les bâtisseurs hospitaliers forcenés, les fabricants d'appareils. Il est facile de clore les discussions par cette question : « A la fin de l'année, comptabilisez-vous dans vos bilans le nombre de malades sauvés ou le nombre de millions excédentaires [1] ? » Car il ne suffit pas d'avoir bonne conscience s'il s'avère en fin de compte que ce voile pudique couvre un échec. Les investissements en matière de santé sont des investissements classiques : on veut qu'ils rapportent, et si possible vite. Rien de plus naturel d'ailleurs pour des industriels qui ont comme collègues d'autres industriels avec lesquels ils font assaut de productivité et que l'on encense très régulièrement parce que leur industrie est exportatrice et que leur travail vaut de bonnes et sonnantes devises étrangères... Les industries de la santé sont donc des industries de profit, pour lesquelles la santé de la population est un objectif avoué mais non mesuré et qui, en fait, ne cherche en aucun cas à le vérifier, se rassurant à bon compte derrière les chiffres de production en augmentation constante : si les chiffres augmentent c'est bien qu'il y a une demande! On répond : « Si la demande augmente c'est à cause de la publicité que vous faites. » Contre-riposte : « Il n'y a pas de publicité qui fasse tenir un produit néfaste ou sans utilité. » Réponse : « Si, en médecine, car des médecins insuffisamment formés par la faculté, soumis à la pression considérable de la population, laquelle exige de plus en plus la satisfaction qu'elle croit possible de ses maux et de ses tourments, sont littéralement happés dans la spirale inflationniste de la prescription. » Il faut avoir le courage de le reconnaître, pratiquement tous les médecins sont en cause : les libéraux comme les mensua-

---

1. Ou déficitaires : dure est la crise!

lisés, les grands comme les plus petits, ceux qui ont bonne conscience comme ceux qui l'ont un peu moins bonne. Le système pervertit tout. Aussi ne faut-il attendre de changement réel que d'une révision globale des objectifs visés. Le système médical en place ne changera que lorsque les problèmes médicaux se seront imposés comme une priorité nationale.

S'il ne se trouve pas un groupement politique courageux et informé pour prendre l'affaire à son compte, la médecine deviendra un gros ulcère pas propre et douloureux, creusé au beau milieu de la vie nationale. Il n'y a plus beaucoup de doutes, médecine et argent, médecine et société de consommation ne sont pas faits pour s'entendre. D'ailleurs ils ne s'entendront plus très longtemps : les médecins qui faisaient honnêtement leur impressionnant nombre d'heures de consultations puis de visites ont été d'abord étonnés et très heureux de gagner autant d'argent. Ils se sont, c'est vrai, enrichis un temps, puis ces médecins dodus ont été rapidement repérés par les rapaces de tous becs qui, pique après pique, leur enlèvent tout ce qu'ils avaient amassé. L'installation d'un jeune médecin ressemble aujourd'hui à un festin de charognards. Avant qu'il n'accroche sa plaque, ils sont tous là à lui faire miroiter les avantages, l'importance des services qu'ils proposent; la plaque à peine vissée, voici que s'abattent pêle-mêle le percepteur, les caisses de retraite, les assurances, les vendeurs de clientèle, d'appareils. « Je n'ai jamais gagné autant d'argent, c'est vrai, se plaignait récemment un spécialiste fraîchement installé, mais je n'imaginais pas non plus que j'allais passer mes soirées à payer autant de factures. Finalement je me demande bien si je ne vais pas tout plaquer et retourner à mes dispensaires. Là, c'est sûr, on se débrouille pour nous plumer copieusement, mais, cette fois, *avant* de nous payer! Sur ce qui subsiste, il ne nous reste plus guère qu'à payer nos impôts... et vivre. C'est tout de même plus agréable. » Ces problèmes ne concernent pas seulement les « bons docteurs » ils retentissent aussi sur leurs clients. C'est une évidence que les médecins tracassés, anxieux ou pourchassés soignent mal leurs malades. Seuls des médecins heureux peuvent s'occuper convenablement de leurs malades. Les tracasseries administratives, fiscales et autres empoisonnent la vie des médecins. Beaucoup, installés depuis longtemps, rentrés dans leurs frais et dégagés de ces problèmes, verront là le germe d'une tentative de déclenchement de panique collective. Il n'est pas besoin de la déclencher : elle s'installe toute seule chez les jeunes qui depuis quelques années et pour beaucoup d'années vont sortir par promotions énormes, bousculant la répartition traditionnelle. Le nombre des médecins va doubler en quelques années, les médecins tranquilles ne constitueront plus la majorité, loin de là. Cet accroissement considérable va, bien entendu, entraîner une hausse considérable des dépenses... si l'on n'intervient pas. Il faut bien que le médecin vive, il faut donc qu'il gagne de l'argent. Dans le système actuel, il ne faut pas qu'il fasse au mieux son métier, il faut qu'il voit un nombre minimum de malades, suffisamment séduits pour ne pas passer trop vite à la concurrence. Séduire le malade c'est en général passer par ses quatre volontés; comme on lisait autrefois chez l'épicier ou le boucher : « Votre satisfaction est notre meilleure garantie. »

Une augmentation du nombre des médecins n'est réellement pas l'assurance d'une plus grande chance pour chaque individu d'accéder aux soins qu'il réclame. On peut, certes, imaginer, si l'on a décidé de voir tout en rose, que les patients qui affluent chez un médecin nouvellement installé attendaient depuis longtemps cet événement et vont enfin pouvoir se soigner. Si l'on est de tempérament plus morose, on peut hélas se laisser aller à penser que ce surcroît de patients n'est pas une conséquence de l'augmentation réelle du nombre des malades mais bien celle de la « médicalisation » injustifiée de la population.

Autrefois, il y avait les curés, aujourd'hui, on va voir le médecin. C'est bien vrai que nous pourrions, nous médecins, nous passer de voir beaucoup de nos consultants sans que le taux de morbidité et de mortalité s'en accentue beaucoup. Comme l'on dit, nous faisons de la « sous-fonction » ou mieux, nous passons notre temps à tenir des rôles pour lesquels nous sommes insuffisamment formés ou pour lesquels nous sortons de notre mission. Combien de consultants seraient vus à moindres frais et sans subir les conséquences désastreuses des prescriptions multiples s'ils étaient pris en charge par une infirmière, une assistante sociale, un podologue, un kinésithérapeute, un psychologue, un conseiller conjugal... L'augmentation que l'on constate du nombre des médecins ne répond à aucun besoin réel de la population; elle aura en revanche pour conséquence assurée de faire augmenter les dépenses médicales.

Dernier point sur lequel je voudrais revenir concernant l'argent et la médecine : les sommes dépensées à l'Hôpital. Il y a de quoi se distraire; les sommes dépensées, fabuleuses, sont de plus en plus contestées parce qu'il s'avère que les techniques hospitalières ne sont pas toujours utiles, parce qu'il devient évident que le mode de calcul du coût de l'hospitalisation aboutit par lui-même à augmenter ces dépenses. Les services hospitaliers doivent gagner de l'argent, pour cela ils doivent être pleins! On pourrait imaginer que voir les hôpitaux se vider réjouirait les responsables? Que nenni, les hôpitaux se vident, catastrophe! Fermez les portes et gardez les malades, au besoin faites les entrer! Non pas ceux qui s'y refusent, tout de même, mais au moins bon nombre de sujets à qui on pourrait l'épargner. Vous ne marchez pas aux ordres, vous laissez sortir le samedi un malade que l'on aurait bien pu garder jusqu'au lundi? dans ces conditions on ne vous consentira plus d'investissements nouveaux. Pourquoi cela? Parce que, quoi que l'on fasse aux malades, la Sécurité sociale rembourse à l'hôpital une somme fixe chaque jour : l'administrateur de l'hôpital, si sa gestion est trop déficitaire n'a plus qu'une hantise : remplir, remplir, remplir; et tout le monde doit se plier. Vous pourrez toutefois vous étonner de voir souvent des lits vides dans un service dont le coefficient d'occupation des lits est de 100 p. 100? Explication très simple : on y rajoute subrepticement quelques lits pirates, bien officieux : ainsi les lits sont remplis parfois à 80 p. 100, parfois à 120 p. 100! Petite astuce bien de chez nous, qui aurait ravi Courteline...

Dans cet exposé à la Picasso de l'imbroglio médico-financier, émerge pourtant l'essentiel, plusieurs fois déjà souligné : l'inutilité qu'il y a de compter sur des dépenses accentuées pour améliorer la lutte contre la mort et la maladie. Dans le domaine de la médecine, la société de consommation ne peut se targuer aujourd'hui que de piètres succès. Je ne suis pas entièrement Ivan Illich dans sa critique du transport automobile. L'automobile, en dehors de ses inconvénients, que je ne songe pas à nier, a pourtant, pour beaucoup, une utilité réelle. C'est vrai que de temps en temps les hommes ont préféré, pour voyager, les petits groupes ou même l'isolement aux migrations de masse. Même les pèlerinages se morcellent : et les satisfaits de l'automobile ont des raisons de l'être en toute conscience. Les satisfaits de la surmédicalisation ne le sont que parce qu'ils ignorent en fait le domaine vaguement magique auquel ils abordent et sur lequel les hommes des trente dernières années se sont trompés. On ne peut plus être conscient et souhaiter voir se développer encore le recours à la médecine pour le simple plaisir de faire se développer un secteur économique.

Il faut donc envisager des propositions utiles pour l'avenir : et d'abord avoir l'honnêteté de poser clairement l'alternative.

On peut envisager, première hypothèse, de laisser les choses en l'état ; un gouvernement peut fort bien décider que le secteur médical en expansion est créateur d'emplois, occasionne des rentrées de devises, constitue un argument de propagande important, ce qui dans le fond le rend bien plus utile qu'il n'y paraît. Si ce choix était fait, il faudrait tout de même souhaiter que les yeux s'ouvrent et que l'on prenne conscience de l'absence de formation professionnelle convenable donnée aux médecins. Cela dit, dans ces conditions, on verra de plus en plus de médecins prendre en charge de plus en plus de sujets venant consulter pour des motifs de plus en plus futiles : les dépenses seront de plus en plus grandes, les conséquences néfastes varieront selon une courbe exponentielle de celle de l'accroissement des actes médicaux mais le but sera atteint : la population sera médicalisée à outrance, le secteur économique médical en expansion.

On peut, à l'opposé de ce laxisme, imaginer — c'est la deuxième hypothèse — une socialisation totale de la médecine à l'image de ce qui se passe dans les pays de l'Est. Je ne crois pas, pour ma part, à cette éventualité : la médecine de chaque pays est une valeur culturelle qui lui est propre, nous ne sommes pas prêts à nous faire à la médecine chinoise ou à la médecine russe, quelles que soient les qualités que l'on puisse reconnaître à l'une ou à l'autre. N'ayant aucune formation marxiste, je ne m'étendrai pourtant pas sur ce sujet. D'autres le font très bien.

Reste une dernière hypothèse qui pourrait être le fait d'un régime conservateur, même si elle semble devoir s'accommoder mieux d'un régime de gauche. Il s'agirait de mettre « hors consommation » tout ce qui touche au secteur médical ; c'est-à-dire que seraient bannies les idées de publicité et de profit dans tout un secteur qui comprendrait ce qui en ligne directe alimente le marché de la maladie. La réforme nécessaire serait profonde : il faudrait d'abord proposer au cours d'une campagne électorale la création d'un super-ministère regroupant pour commencer l'actuel ministère de la Santé, l'éducation médicale et la Sécurité sociale, soit rendre ses deux ailes au fuselage. Il faudrait aussi lui adjoindre la recherche médicale, l'industrie pharmaceutique, l'industrie fabriquant des appareils médicaux, la partie des travaux publics consacrée à l'édification des bâtiments destinés aux soins. Ce système aurait un laps de temps assez long pour atteindre ses objectifs : celui nécessaire en particulier pour que se réorientent les industries concernées afin de ne léser ni les entreprises ni surtout les personnels qui y travaillent. Il n'est d'ailleurs pas difficile d'imaginer l'industrie pharmaceutique réorientée vers la production de produits de consommation qui seraient les cousins plus ou moins éloignés des médicaments : aliments diététiques ou réellement « naturels », cosmétiques... Je verrais d'un assez bon œil encore les industries du bâtiment fabriquer des logements pour personnes âgées plutôt que des hôpitaux, les fabricants de matériels médicaux changeant de cap pour doter les voitures d'équipements plus sûrs, les télécommunications de procédés plus fiables : je préfère le téléphone pour tous à l'électrocardiogramme pour tous.

Dans le même temps devrait être imaginée une position sociale nouvelle pour le médecin : la course au rendement devrait être abandonnée, mais, il faut bien en convenir, supprimer le paiement à l'acte c'est courir le risque de remplacer le stakhanovisme par l'indifférence. Or ce serait dommage de voir disparaître le médecin vous disant : « Je ne pourrai pas passer avant dix heures parce que je suis débordé », au profit d'un autre vous signifiant : « Je ne pourrai pas vous voir avant demain dix heures parce que j'ai fini ma journée. » La solution de ce problème, le plus lancinant de tous, me paraît se trouver dans une définition nouvelle des critères de sélection des futurs médecins. Les changements s'opéreraient seuls, ou, du moins, iraient d'eux-mêmes si l'on donnait à l'exercice de la médecine un visage différent de celui d'aujourd'hui, si l'on décidait par exemple que les médecins limités à la seule pratique de la médecine et débarrassés des consultants ne réclamant qu'un confesseur ou un psychologue, pouvaient désormais se consacrer uniquement à ceux nécessitant la pratique de leur art, subtil dosage de technique et de relations personnalisées, le tout dans la limite de ce qui est possible sur le plan économique. Dévouement, voilà, pour nous tous, un mot important de la médecine, voilà, je crois, ce qui doit apparaître dans l'image de marque du corps médical : le public reconnaîtra ses médecins, les protégera même, lorsqu'il sera persuadé qu'ils sont réellement dévoués, c'est-à-dire prêts à rogner sur leur vie pour porter secours, du point de vue médical s'entend, à autrui. Des garçons d'un naturel dévoué, des filles heureuses de se mettre à la disposition d'autrui, il y en a beaucoup parmi ceux qui quittent lycées et collèges chaque année et c'est à ceux-là qu'il faut favoriser l'accès à la médecine. Utopie, dira-t-on : comment ferez-vous pour repérer le dévouement? Allez-vous crier dans la cour au moment des récréations : « Les dévoués avec moi », vous êtes un rêveur mon pauvre ami! Je ne suis pas un rêveur, je me sens même les sabots rudement collés à la glaise et je dis qu'il y a un moyen bien simple de repérer et de sélectionner les dévoués : faire des études médicales, des études dures, où le dévouement joue un grand rôle, transformer le métier de médecin de telle sorte que les satisfactions soient justement de celles qui gratifient les sujets proches de leurs semblables et aimant à leur venir en aide. Les études médicales d'aujourd'hui sont une épouvantable traversée de tunnel. Les étudiants triment comme des forçats sans bien comprendre pourquoi on leur demande d'apprendre tant de choses inutiles pour leur pratique future. Après ces rites initiatiques de sept ans minimum, qui ne sont pas comme ceux des civilisations dites primitives introductifs à la société dans laquelle il va falloir évoluer, les voilà brusquement en pleine lumière, l'esprit faussé par la ronde trop rapide, effectuée dans des services hospitaliers dont ils n'ont connu que l'aspect extérieur, froid, déshumanisé, sans pouvoir faute de temps, faute aussi qu'on ait voulu le leur expliquer, approcher le fond du problème médical. Les voici, avec pour tout souvenir le 12 de la salle Potain, le 8 de la salle Laennec, ou bien encore ce consultant qui était venu un vendredi consulter le patron ou tel autre membre du service. Les voilà soumis à la pression des prêteurs, aux exigences de l'installation dans un monde détourné de son but, que voulez-vous qu'ils fassent? Ils s'alignent.

Il faut changer tout cela et, pour commencer, il faudrait faire de la médecine un métier assez dur pour que les chercheurs de finances et de prestige ne pensent même pas à venir encombrer le panorama. Les candidats médecins seraient beaucoup moins nombreux à éliminer s'ils savaient que les études médicales étaient devenues sept ans d'abnégation débouchant sur toute une vie d'aide désintéressée.

Sept ans d'abnégation ou plus, on y reviendra dans le prochain chapitre, ce serait non pas sept ans de bourrage de crâne stérile mais sept années d'apprentissage de la vraie médecine doublée de l'obligation de s'occuper des malades le jour et souvent la nuit et de s'en occuper vraiment, pour les écouter, pour les nettoyer, pour les panser, pour les nourrir tout autant que pour les examiner. Il ne me paraîtrait pas humiliant à un futur médecin de balayer une salle d'hôpital, ce serait même une excellente initiation à l'étude de l'hygiène; il ne me paraîtrait pas inutile de leur faire faire la toilette des malades, vider les bocaux d'urines et les bassins souillés [1], je dis même que celui qui ne l'a pas fait ne peut pas approcher la réalité médicale et ne peut avoir qu'une perception artificiellement aseptisée de ce qu'elle est dans les faits. Je trouverais tout à fait normal que les étudiants profitent de leurs études pour aller visiter en ville les malades sortis de l'hôpital, ce qui leur permettrait de rendre la médecine hospitalière plus utile en allant établir sur place le contact avec le médecin de ville. Ce serait à coup sûr des études épuisantes avec peu de vacances et beaucoup de travail, on formerait pourtant des médecins, des vrais. Tout ce côté caché de la médecine s'accompagnerait bien

---

1. A condition, bien sûr, qu'on ne trouve pas là un alibi pour diminuer le nombre d'infirmières.

sûr d'un enseignement réformé de l'homme et des maladies ; je répète qu'un médecin dévoué mais incompétent est un bien grand malheur.

J'ai comme tout le monde un programme à proposer que je détaillerai plus tard. Ce qui m'apparaît bon n'est pas qu'il soit cohérent, ce qui m'apparaît bon c'est que je sais d'ores et déjà quels sont les pièges qu'il faudrait déjouer pour l'empêcher d'échouer : il faudrait en particulier décider d'emblée que, parmi tous les enseignants aujourd'hui en poste, seuls ceux tentés par l'enseignement, auraient à enseigner. Le volontariat par périodes de trois à cinq ans me paraîtrait la meilleure garantie, il faudrait aussi faire que ces enseignants soient disponibles par périodes entières de trois mois par an, où ils n'auraient rien d'autre à faire qu'à enseigner. Ils devraient toutefois continuer de suivre quelques malades. Il faut être, en médecine, toujours humide de la moiteur du métier. L'abstraction est pour un médecin la pire des choses.

Voilà esquissée une des grandes orientations qui me paraissent décisives si l'on tient à former des médecins répondant aux besoins du public. Mais ce n'est pas tout, les médecins ainsi formés ne sont pas à infuser dans la société médicale actuelle : il faut transformer aussi le métier de médecin pour que les vieux démons ne viennent pas trop vite reprendre les pousses à peine écloses. Transformer le métier de médecin c'est, pour moi, mettre le médecin à l'abri de l'argent sans perdre les vertus indéniables du système libéral. Libérer le médecin de l'argent, c'est mettre un terme à cette course folle qui fait que plus l'on travaille plus l'on gagne, ce qui conduit hélas à la sous-fonction dont je parlais tout à l'heure. Il n'en demeure pas moins qu'il doit rester quelque chose du paiement à l'acte, car, soyons sans illusions, la médecine à heures fixes deviendrait trop vite une médecine figée. Alors? Je pense que l'argent doit disparaître autant que possible de la vie du médecin : je n'entends pas par là qu'il faille prendre pour exemple Diogène et faire vivre, dans un tonneau, des médecins en guenilles, je veux simplement dire que les médecins, puisque spécificité médicale il y a, devraient bénéficier d'avantages importants consentis par l'État et en retour recevoir une assez faible rémunération proportionnelle à leur niveau d'activité. Je dis souvent que je verrais d'un assez bon œil les médecins logés dans les palais nationaux, servis comme il convient pour exercer leur métier, disposant au besoin d'une voiture et d'un chauffeur pour se rendre plus vite auprès des patients ne pouvant se déplacer, ne payant pas d'impôts, assurés d'une retraite correcte, mais ne disposant en retour que de faibles quantités de monnaie comptable leur permettant, tout de même, de faire vivre décemment leur famille et de se distraire, car ils en ont besoin pour être heureux, détendus. Ce ne sont pas là des privilèges que je réclame, c'est une abolition des privilèges empoisonnés qui font en fin de compte des médecins tracassés et des malades négligés. Libéré de l'argent, le médecin serait libre d'exercer selon sa conscience et ne subirait plus les pressions de toutes sortes, en particulier celle de ses échéances le conduisant à caricaturer son métier. Qu'on ne s'y trompe pas, tout cela est du domaine du possible car il existe les candidats et les enseignants qu'il faut : simplement ceux-là ne sont pas, aujourd'hui, choisis ou écoutés. Qu'on ne s'y trompe pas non plus, de tels propos vont faire se dresser, comme un diable d'une boîte, tous ceux qui se sentiront menacés; du coup les autruches sacrées sortiront la tête de sous l'aile, ouvri-

ront les yeux et décrocheront de furieux coups de pied.
Il faut donc un remède préventif pour éviter le déferle-
ment. Il est simple : il faudrait pour quelque temps un
système bicéphale; les anciens continuant leur pratique
ou choisissant de se rallier à la nouvelle, les étudiants en
revanche étant mis d'emblée devant l'obligation, non
devant l'alternative. Je m'étonne toujours de voir qu'en
notre temps de bouleversement, les périodes de transi-
tions soient toujours bâclées. Si je devais désigner le pire
défaut des administrations d'aujourd'hui et des politiques qui leur dictent les décisions, je choisirais la
brutalité. La décision prise, rien ne se passe pendant un
temps plus ou moins long, puis vient le jour où l'on
décide d'appliquer la mesure : il n'est pas permis de se
retourner, il faut subir. D'où des refus, des réticences,
des détresses. Décisions précipitées, disparaissez! Vous
ne faites qu'empêcher le possible, vous condamnez
d'avance le souhaitable parce que vous mettez dans un
embarras véritable ceux qui en toute bonne foi s'étaient
habitués à leur condition. L'homme n'est pas un roseau
changeant, il ne vire pas « sec », comme un pilote de
grand prix. Robert Debré l'avait fort bien compris et la
manière dont il a imposé le plein temps hospitalo-
universitaire est d'une finesse politique exceptionnelle :
chacun a fait selon ses propres désirs et, pour finir,
c'étaient aussi ceux du législateur. On dit souvent, pour
plaisanter, qu'il y a dans la famille Debré un grand
politique, Robert, et un grand universitaire, Michel, je
n'ai pas connu Robert universitaire mais je trouve que
l'homme politique était de qualité.

Nous voilà bien loin de l'imbroglio financier? Pas du
tout, nous y sommes en plein : ce ne sont pas des
retouches, des sanctions, des exemples, des vœux pieux,
des opérations de prestige, des campagnes isolées qui

nous donneront les médecins que nous attendons : c'est une révolution pacifique et cohérente, décidée à faire des malades confiants, des médecins heureux et fiers de leur métier, délivrés de cette obsession de l'argent, tentation suprême et marque d'infamie qui va au corps médical comme des bretelles à un lapin. Quelle que soit l'évolution de notre société il faut sortir la médecine du monde de la consommation, il faut abolir en médecine l'étalon argent. La qualité de la médecine ne se mesure pas en deniers dépensés ni le bonheur des médecins en coupures encaissées. Qui me croit me suive.

L'inégalité devant la médecine

Ce n'est pas tout de mettre sur pied un système cohérent de distribution des soins où l'homme qu'il faut reçoit la formation qu'il faut, où le coût de l'entreprise est supportable par la collectivité : il faut que chaque membre de la collectivité ait la possibilité d'en profiter pareillement. Voilà posé le problème très grave de l'égalité devant la médecine, un problème qui ne se résoudra pas en déclarations ronflantes exprimant de bons sentiments ; ce qu'il faut là encore ce sont des réformes de structures, faisant aller de soi ce qui est nécessaire et non pas une politique au coup par coup faite de mesures ostentatoires, destinées à masquer les retombées de chaque fait divers médical par trop criant. Il reste, en effet, à rendre opérationnel un système « bon », reposant sur la limitation du domaine médical, la volonté de ne pas noyer la médecine dans un bain pseudo-scientifique, la redéfinition de la place de la médecine dans la société de consommation. Rendre opérationnel ce système, c'est définir les conditions suffisantes pour que l'entreprise médicale roule seule pour le plus grand bien de tous. Il faut, pour que les chances de chacun d'être bien soigné s'égalisent, quadriller le pays par des généralistes de haute qualité. D'abord quadriller : il faut absolument une répartition harmonieuse des généralistes en fonction de la densité de la population, bien sûr, mais en fonction, aussi, des distances qui sont à parcourir. En ce sens, décider qu'il faut un généraliste pour mille ou cinq mille habitants ne suffirait pas au bonheur des malades. La disponibilité ne serait pas la même pour un médecin exerçant dans une petite ville dont la clientèle est concentrée et qui ne connaît pas encore trop de problèmes de circulation, un médecin de montagne, ou encore un médecin de grande agglomération passant un temps précieux à négocier avec les contractuels d'épineux problèmes de stationnement. On voit donc l'importance de faire disparaître toute relation directe entre le nombre de malades vus et le revenu obtenu en fin de mois : à ce compte l'installation en pays accidenté et peu peuplé demeurera fatalement considérée par beaucoup comme un manque à gagner évident : qui est lésé dans l'affaire? Le médecin, sans doute, mais aussi le malade. Le quadrillage du pays par les généralistes est donc un problème important nécessitant sûrement deux doigts de dirigisme ou du moins une orientation ferme. On voit trop à quoi conduit la concentration urbaine des médecins : à une surpopulation médicale, source d'inflation totalement injustifiée puisque l'augmentation d'activité ne se justifie pas par une augmentation de fréquence de la maladie.

Répartir de façon homogène les généralistes dans le pays, c'est les répartir géographiquement, c'est aussi et surtout les répartir dans le temps. En ces époques où tout se chiffre, où l'on sait combien le Bantou mange de kilos de sauterelles par an, combien le psychiatre américain donne par mois de gifles à ses enfants, il s'est sûrement trouvé un statisticien pour dresser la courbe des présences médicales en fonction du nycthémère, des jours de la semaine, des mois et des saisons. Sans être trop grand devin, et sans disposer d'un marc de café supérieur, on peut imaginer l'allure des courbes : des plateaux imposants de 9 heures du matin à 7 heures du soir, cela du lundi matin au samedi midi, et des abîmes impressionnants la nuit, les week-ends, durant le mois d'août et lors des fêtes, laïques ou carillonnées. C'est vrai, l'étalement des départs médicaux n'est pas un succès et le public se plaint maintenant à voix haute de la carence médicale en dehors des heures de pleine activité. Les médecins font valoir non sans raison que, justement, ces heures d'activité sont tellement nombreuses qu'il faut bien décrocher à un moment ou l'autre, faute de quoi les malades leur feraient un peu l'impression que font les trains aux vaches : ils regarderaient, mais leurs pensées seraient ailleurs. Il n'en demeure pas moins que la cote d'alerte a été largement dépassée à certains endroits et qu'il n'est plus tolérable de laisser pour presque 48 heures la population d'une ville de cinquante mille habitants à la responsabilité d'un stagiaire de sixième année s'essayant avec la meilleure volonté du monde à tenir son rôle. Il faut donc que les généralistes, d'eux-mêmes plutôt qu'à l'invitation des pouvoirs publics, s'organisent pour que la garde soit partie intégrante du métier, ce qui ne veut pas dire forcément qu'il faille accepter des nuits blanches faisant le lien entre deux journées surchargées. Le généraliste ne doit pas payer trop cher la garde prise, il doit s'adapter pour rendre la charge plus légère en s'entendant par exemple avec ses confrères. Le cabinet de groupe a d'ailleurs déjà introduit des progrès notables perceptibles par beaucoup, mais ce n'est pas encore suffisant. Dans le portrait-robot du médecin, je le répète, le dévouement vient à la première place des qualités humaines attendues. Malheur aux médecins pour l'avenir s'ils choisissent de négliger cette évidence. Dévouement pourtant ne veut pas dire comportement de poire. Parmi ceux qui crient bien fort que, désormais, lorsque les poules dorment on ne peut plus se faire soigner, il y a bon nombre de sujets pour lesquels le médecin est sûrement considéré comme un insomniaque complet qu'on ne réveille pas en lui téléphonant la nuit. Et de convoquer le médecin pour des idées un peu noires, pour un sommeil qui tarde à revenir après un cauchemar, pour un repas dont on craint qu'il n'ait été trop arrosé. Tous ces exemples sont monnaie courante et le médecin qui ouvre la porte de sa voiture en pleine nuit froide se dit, croyez-le bien, qu'il a plus de chance de se retrouver devant un cor au pied que devant une crise d'œdème aigu du poumon. Les généralistes installés de longue date et qui connaissent leur monde, finissent d'ailleurs par s'y retrouver et, avant même d'avoir décroché le téléphone, savent déjà que cette pauvre madame Germaine a du mal à respirer ce soir, ou que ce pauvre monsieur Lucien a de nouveau mal à sa hanche. Le médecin qui s'est déjà dérangé dix fois, aux mêmes heures, pour voir l'un ou l'autre, se demande si c'est véritablement faire preuve de dévouement que d'aller une fois de plus étaler son impuissance.

La médecine comme les échecs se joue à deux : il n'y aura pas de bonne médecine si l'on n'éduque pas la population, si l'on n'apprend pas à quoi sert un médecin et comment il faut utiliser ce grand prêtre qui est aussi valet de chambre et homme à tout faire puisqu'on lui demande tour à tour de tenir tous ces rôles.

Quadriller dans l'espace et dans le temps, c'est une condition nécessaire à la pratique correcte de la médecine de base, de la médecine de famille, je veux dire de la médecine générale, mais qui mettre aux points stratégiques? Sûrement pas les rejetés ou les désappointés d'un système médical élitiste, certainement les médecins les mieux formés, disposés à exercer un métier qui leur plaît sans avoir à regretter ce qu'ils auraient pu devenir si, un jour donné, ils avaient eu un demi-point de plus au concours de l'internat ou un quart de plus à l'examen de spécialité.

C'est pour moi une nécessité absolue que de faire du généraliste le pivot respecté de la pratique de ville, respecté parce qu'on reconnaîtra tout de suite qu'il sait son métier et cela parce qu'il aura reçu la formation la plus longue et la plus panoramique de la médecine. Si l'on me demandait de classer les médecins en fonction de l'importance qu'ils doivent avoir je dirais : il y a d'abord les généralistes, puis les pédiatres, véritables généralistes des enfants, dont je ferais les premiers spécialistes, puis les autres spécialités parmi lesquelles je classe [1] les chirurgiens, enfin les médecins super-spécialisés exerçant à l'hôpital. La palette d'activités des généralistes est donc la plus large. Toute, toute la médecine passe entre leurs mains : ils doivent être prêts à reconnaître une maladie infectieuse, à déjouer les pièges d'une maladie endocrinienne, à savoir distinguer parmi les « ventres aigus » ceux susceptibles de réclamer l'aide du chirurgien. On pourrait multiplier les exemples à l'infini. Le généraliste fait son travail et la moitié du travail du spécialiste. Une tâche aussi colossale réclame bien entendu la formation la plus poussée, le recyclage le plus exigeant : cela tombe sous le sens. Eh bien non! Le généraliste est de loin le médecin le plus négligé par la faculté : sept ans suffisent

---

1. En très bonne place!

aux plus rapides pour obtenir, après le baccalauréat, le diplôme de docteur en médecine. Sur ces sept ans, quatre demi-années seulement sont passées aux côtés des malades. Le reste est consacré à des cours n'ayant dans la majorité des cas aucun rapport avec la médecine, et, lorsqu'il s'agit de médecine, aucun rapport avec ce que sera l'exercice de la médecine en ville : c'est ce que voulait dire une jeune femme médecin, fraîche émoulue de la faculté, qui me confiait un jour ceci : « J'ai déjà l'impression de ne pas avoir appris beaucoup et en un rien de temps je crois déjà avoir tout désappris... »; ce n'est un secret pour personne : les connaissances qui ne sont pas réemployées dans un délai très bref s'estompent rapidement. Aussi la médecine de faculté, médecine hospitalière sophistiquée, est-elle vite oubliée, mise en jachère, lorsque l'on se lance dans la pratique de médecine de ville. « Lors de mon premier remplacement, me disait la même jeune femme, j'ai ressenti un gros choc lors du premier contact avec le médecin qui devait me laisser temporairement son cabinet. Sortant d'une matinée de consultation, il me dit : " Je n'ai pas vu plus de deux malades ce matin "; j'imaginais déjà que mon remplacement allait être une catastrophe financière, mais je devais être assez vite rassurée : la salle d'attente ne désemplissait pas; mais c'est bien vrai, les consultants malades étaient rares! » Rares, mais réels. Pratiquement tous les malades appellent d'abord le généraliste : c'est seulement lorsqu'il semble dépassé que le malade, de lui-même ou sur le conseil de ce même généraliste, va voir le spécialiste ou se rend à l'hôpital. C'est dire que le généraliste doit avoir un coup d'œil d'aigle puisqu'il lui faut, comme au chercheur de champignons, repérer le malade « vrai » au sein de ceux qui lui ressemblent! On décerne souvent au généraliste, avec beaucoup de condescendance, le titre de trieur, d'aiguilleur : je vous laisse imaginer ce que vaudrait un trieur de diamants ou un aiguilleur de chemin de fer qui pêcherait par trop d'approximation. Pour être trieur de premier choix, il faut être bien meilleur que celui qui, en aval, récupère la gemme pour l'évaluer, la nettoyer, l'acheminer vers sa destination. S'imagine-t-on le risque que l'on ferait courir aux malades en laissant le soin de les " trier " à ceux qui auraient dans chaque spécialité une formation dérisoire par rapport aux véritables spécialistes. Or le triage médical, le vrai, l'utile, est l'opération la plus difficile qui soit. Ce n'est pas lorsque le malade arrive chez le spécialiste que le triage est difficile; il se résume, là, à une opération oui-non dans un secteur limité : oui, c'est de la dermatologie; non, ce n'est pas de la dermatologie; oui, c'est de la cardiologie; non, ce n'en est pas. On n'en demande pas plus au spécialiste. Pour le généraliste, l'opération est toute différente : est-ce un malade plutôt cardiaque, plutôt pulmonaire, a-t-il réellement des troubles digestifs, ou bien encore est-ce un malade psychiatrique? Voilà comme doit « fonctionner » le généraliste devant les malades qui viennent le visiter. L'opération est d'autant plus délicate que le flot des consultants paperassiers vient régulièrement refroidir la machine. Une série de démarrages à froid coupés de pauses de durée imprévisible : voilà ce que l'on demande au généraliste; convenez qu'il lui faudrait, pour réaliser cela au mieux, un rodage particulièrement soigné, un entretien régulier et un starter parfaitement réglé. Le moteur intellectuel du généraliste n'est pas l'objet de toutes ces prévenances : on le bricole trop vite... puis on lui demande de fonctionner au quart de tour. De qui se moque-t-on? La situation était devenue tellement intenable que les généralistes eux-mêmes ont pris le taureau par les cornes. Je l'ai déjà dit plusieurs fois, les malades pourraient avoir une reconnaissance infinie pour leurs généralistes retrouvés. Je laisse le conditionnel pour conjurer le mauvais sort qui ferait par exemple que les purs et les durs du renouveau généraliste se transformeraient en notables venant grossir la troupe des soi-disant responsables qui font tant de mal. Mais je demande que l'on médite. Alors que la léthargie hospitalo-universitaire laissait se dégrader les institutions, les généralistes déclenchaient les deux mouvements les plus importants de ces dernières années : la création des cabinets de groupe, la formation complémentaire des étudiants en médecine. C'est à peine croyable, mais c'est ainsi, il a fallu que les généralistes mettent l'épée dans les reins aux hospitalo-universitaires pour qu'apparaisse clamé bien haut le désir de trouver des solutions aux carences de l'enseignement médical. Parce qu'y coopèrent de remarquables médecins, comme de Beutler et de remarquables hospitalo-universitaires, comme Cornillaud, l'expérience la plus suivie a son siège à Bobigny dans la banlieue parisienne ; de ce petit C.H.U., l'on a vu surgir un modèle pour la formation des généralistes : il s'agit d'aménager la dernière année de faculté et les deux années qui lui succèdent pour donner au futur généraliste une culture solide et un aperçu réel du métier qu'il aura plus tard à exercer. Cette réforme connue sous le nom de « troisième cycle », est extrêmement simple dans son principe : elle consiste à faire venir d'abord le généraliste à l'hôpital puis à renvoyer l'étudiant chez le généraliste. Heureuse conjonction qui abaisse les ponts-levis, fait tomber les murailles. C'est au cours de sa dernière année d'études que le futur médecin reçoit à l'hôpital l'enseignement de généraliste volontaire. L'année suivante, donc, le sens de la migration s'inverse, l'étudiant va chez certains généralistes volontaires, pour l'aider, l'assister, l'assister mais surtout pour apprendre le métier. Cette formation est bien entendu essentielle, elle précède une dernière année d'assistance, puisqu'au cours de celle-ci l'étudiant ayant soutenu sa thèse s'installe mais reste en contact étroit avec sa faculté. L'oiseau a quitté le nid mais les parents sont toujours là.

J'espère du fond du cœur que ces perspectives vous réjouissent, vous qui êtes ou serez un jour un malade ayant la nécessité de recourir au médecin. Je souhaite vivement que, comprenant l'importance de l'enjeu, vous fassiez tout pour favoriser la réussite de ce projet : en particulier que vous ne considérerez pas comme un intrus ce jeune médecin qui s'intègre au dialogue que vous nouez avec votre médecin en titre. Au lieu d'être deux, comme d'habitude, vous voici parfois à trois : c'est moins intime peut-être, mais c'est impératif pour que vous-même et vos enfants soyez dans quelques années bien soignés. Alors...

La mise sur pied de ce troisième cycle est un espoir de progrès qui se concrétisera lorsqu'il sera généralisé, obligatoire et bénéficiera du soutien des généralistes déjà installés, ce qui n'est pas partout acquis d'avance. Cela dit, il n'est guère recommandable d'installer un chef-d'œuvre au sommet d'un édifice branlant. Or, dire des études médicales actuelles, des six premières années donc, qu'elles constituent un édifice branlant c'est rendre un bien grand hommage à ce qui n'est, pour parler franchement, qu'une accumulation d'illogismes couronnée d'une démission globale des responsables. Il faut donc que le troisième cycle s'appuie sur des études antérieures cohérentes dont on peut se faire l'idée suivante.

Il faut d'abord instituer une sélection préalable à l'entrée en faculté. Cette position ne fera pas l'unanimité chez nos généreux gauchistes mais, tant pis, c'est la seule qui puisse donner aux malades le maximum de chances d'être bien soignés. Je m'explique : aucun système, aucun, ne permet de reconnaître parmi une troupe de jeunes gens de dix-sept à vingt ans ceux qui à coup sûr feront pour les quarante ans à venir les meilleurs médecins. Encore que le simple bon sens ne donnerait pas, je le crois, de trop mauvais résultats : le dévouement se reconnaît vite, de même que le sérieux, l'esprit d'entreprise, le goût pour le travail et l'ingéniosité, toutes qualités nécessaires à la pratique de la médecine. Mais ne rêvons pas, il faudra, c'est obligatoire, accepter une sélection reposant sur des notes chiffrées. Choisir d'après les notes obtenues sur les trois dernières années du collège ou du lycée ne me paraîtrait pas épouvantable. D'autant que les impétrants, comme on dit dans l'administration, seraient beaucoup moins nombreux qu'aujourd'hui si l'on décidait de refaire de l'exercice de la médecine et des études médicales, non pas un podium social et financier, mais une astreinte souvent pénible à se dévouer aux autres de façon compétente. On définirait donc chaque année le nombre de postes à « ouvrir » et l'on choisirait parmi les candidats à la médecine les meilleurs élèves des trois dernières années en prenant bien soin tout de même de faire la part belle aux littéraires dont on admettrait 50 p. 100 pour 50 p. 100 de scientifiques. Ce qui remettrait un peu d'ordre par rapport au chiffre actuel qui est de 1 p. 99.

La sélection d'emblée me paraît avoir un triple intérêt : l'honnêteté, l'économie, la fin de l'aigreur. L'honnêteté d'abord : la situation d'aujourd'hui est simple ; on laisse s'inscrire qui veut... tout en sachant qu'on ne retiendra [1] que 20 p. 100 des candidats. On en condamne donc d'avance 80 p. 100. Et alors, me direz-vous, c'est la même chose pour toutes les grandes écoles ou postes recherchés : ce n'est pas, du tout, la même chose. On peut fort bien après le lycée faire math sup et math spé en espérant intégrer l'X. Si ce n'est pas l'X, ce sera peut-être les Mines, ou les Ponts, ou Centrale, ou d'autres écoles d'ingénieurs, plus ou moins prestigieuses peut-être, mais capables de donner à leurs élèves une formation solide et de les intégrer ensuite dans la vie selon la discipline qu'ils se sont choisie.

Rien de pareil en médecine : les 80 p. 100 éliminés sont épuisés, puis mis à mort sur des matières n'ayant pas le plus petit rapport avec le métier de médecin. A quoi sert donc ce tour de piste qui peut durer trois ans si le candidat s'est donné une année supplémentaire de math sup ou d'année zéro [2]?

A rien! mieux valait sélectionner sur les notes du lycée; mais il y a pire : ces trois années perdues ne débouchent sur aucune carrière comparable, il n'y a pas de panoplie des métiers de santé comparable à celle des carrières d'ingénieurs. Qui a voulu pendant trois ans être médecin se trouve désespéré de ne pouvoir l'être, et rien, ou presque rien, ne le console. Pourquoi fabriquer autant de malheureux, autant d'aigris, pourquoi leur donner l'illusion qu'il y a de la place pour tout le monde alors que le coup est joué d'avance? On ne fait qu'engloutir des milliers d'heures d'enseignants, des milliards en construction de locaux et l'on déforme, en outre, le jugement de ceux qui ont la veine et le mérite de passer la barre : pour eux désormais la médecine se

---

1. Après la sélection de fin de première année.

2. Terme révélateur utilisé par certains cours privés organisant après le baccalauréat une année préparatoire à la médecine.

trouve marquée du sceau des sciences exactes détachées de l'homme. Belle entrée en matière pour un futur médecin.

Il faut donc à l'avenir que ceux qui sont autorisés à faire leur médecine soient désignés d'emblée. Je proposerais bien, sans aucune chance d'être entendu, une autre méthode de sélection : le tirage au sort parmi les candidats. Je ne vois rien de mieux pour balayer l'injustice et l'arbitraire que constituerait malgré tout la désignation d'après les notes du lycée. Cela dit, même si le système que je propose est mauvais, et, bien sûr, il est mauvais, c'est, dans la perspective des services à rendre aux malades, un système incomparablement supérieur à celui actuellement en vigueur.

J'arrive au devenir des candidats sélectionnés. Je leur donnerais d'abord une année d'entrée en matière, avec, le jour, étude socio-économique de « l'homme qui consulte » et, la nuit, des stages infirmiers, selon des rythmes qui, tout de même, ménageraient leur santé.

Dès la deuxième année, commencerait l'étude des maladies et je verrais assez bien cette année consacrée aux cinquante maladies les plus fréquentes. Pour cela, les enseignants, débarrassés de l'idée obsédante de coller pour éliminer, délivreraient un programme qui, établi par eux-mêmes, serait soumis à l'avis des deux groupes : celui des médecins généralistes, celui des étudiants plus âgés. Le droit de veto conféré à ces deux groupes permettrait fort simplement de remettre les programmes à l'abri des erreurs de contenu et d'orientation. Tout le monde y gagnerait.

Il faudrait, aussi, prendre en compte le fait que tous les étudiants n'apprennent pas de la même façon : certains ont besoin, d'abord, de se plonger dans le concret, à savoir le malade ; d'autres, j'en suis, ont besoin d'abord de travailler dans les livres. Pour que les cours soient profitables, il faut donc qu'ils puissent s'intégrer à diverses phases de l'apprentissage. Or les enseignants ne peuvent se tenir prêt à réciter n'importe quel cours à n'importe quel moment pour la satisfaction des étudiants. Il faut donc imaginer autre chose : ce n'est pas très difficile; il suffirait aux étudiants de disposer de cours préenregistrés avec projections simultanées, dont ils pourraient se servir à leur guise : le juke-box médical, quelle amélioration! Ainsi serait évitée aux enseignants la monotonie des cours répétés. Ils se borneraient à expliquer ce qui n'a pas été compris. *Exit* donc l'enseignant-perroquet. Mais où trouver les malades? Ceux qui sont à l'hôpital comprennent en règle assez bien que les étudiants viennent les examiner à plusieurs. Cela dépend pourtant de la spécialité : sans parler de la gynécologie, où il n'est même pas envisageable de faire défiler vingt étudiants, désireux chacun de faire un toucher vaginal, il est bien d'autres spécialités essentielles où les gestes indispensables ne sont pas appris car on ne peut imposer aux malades une interminable répétition d'épreuves pénibles. Regarder une gorge, par exemple, examiner un œil, palper les seins, tous ces gestes donc ne s'apprennent pas « pour ne pas gêner » les malades. Il faut remédier à cela et l'enseignant-pélican que l'on rencontre çà et là, ouvrant la bouche ou baissant son pantalon pour servir de modèle, ne saurait faire école : mieux vaut le remplacer par des mannequins de simulation. Tous les médecins se tordent les côtes lorsque l'on parle de cela car ils se souviennent de curieuses poupées destinées à leur donner les rudiments du métier d'accoucheur. Malheureuses poupées, toujours en « panne », ou vraiment trop approximatives! On fait aujourd'hui beaucoup mieux. En un temps où l'on arrive à simuler, sur terre, un voyage dans la lune, en recréant exactement toutes les sensations ressenties là-haut, il est évidemment possible de reconstituer l'examen d'une gorge, d'une oreille, de faire reconnaître un gros foie, une grosse rate, un kyste de l'ovaire, un fibrome, une tumeur du sein, de donner les rudiments d'un toucher rectal et de la ponction lombaire. D'ailleurs beaucoup de modèles sont déjà prêts : il faudrait une volonté pour les imposer et ce serait une volonté bienfaisante : je dis, moi, malade en puissance et non plus cette fois médecin, que je préférerais confier ma carcasse d'ici quelques décennies, si elle consent à vieillir, à des médecins formés sur simulateurs qu'à des médecins pas formés du tout au concret.

Les maladies les plus fréquentes correctement apprises, on soumettrait les étudiants à une série de tests de vérification pour chercher à savoir s'ils abordent leur métier du bon côté; on leur confierait des dossiers un peu délicats pour qu'ils les décortiquent et les exposent à leurs camarades, on les dépêcherait çà et là à voir des malades, dans l'hôpital, en ville, dans les dispensaires et l'on jugerait ainsi de leurs aptitudes à se transformer petit à petit en médecin, remettant dans le droit chemin ceux qui s'en écartent, conseillant aux durs plus de compréhension, aux mous plus de fermeté. Bref au lieu de chercher à punir, décourager, éliminer on s'attacherait à fortifier, réorienter.

Tout cela prendrait une année qui marquerait l'étudiant pour le restant de sa vie professionnelle.

Puis l'on ferait apprendre la médecine par une séparation sans doute trop artificielle, organe après organe, trois mois de gastro-entérologie, trois mois de diabète, trois mois de pneumologie, par exemple. Chaque trimestre serait toujours composé de la même façon avec la même souplesse : certains étudiants se plongeant d'abord dans les livres, d'autres préférant examiner d'emblée des malades ; les enseignants étant toujours là, bien sûr, pour réorienter, rassurer, expliquer. Chaque année il resterait un trimestre : déduites les vacances, on arriverait à deux mois de révisions destinées à ressouder les morceaux et expliquer que l'homme est un et indivisible. Cinq années d'études permettraient d'effectuer quinze trimestres d'apprentissage et dix mois de révision.

Tout cela est possible. Tout de suite si on le veut. Il suffit de la coopération de deux groupes d'hommes : celui des enseignants de médecine, celui des enseignants de biologie. Pour que la machine marche à plein régime les enseignants devront y mettre leur cœur. Je propose, donc, qu'ils se portent volontaires : mieux vaut peu d'enseignants décidés que trop d'enseignants dégoûtés. Il faut préférer un individu enthousiaste pour 100 étudiants à 10 enseignants malheureux se morfondant chacun devant leur groupe de 10 apprentis médecins dont ils ne souhaitent voir qu'une chose, les talons. Les enseignants volontaires de médecine et de biologie seraient libérés, par périodes, de tout autre rôle que celui d'enseigner : du matin au soir ils seraient libres de se consacrer aux étudiants, réserve faite du maintien déjà mentionné d'une consultation ou deux par semaine. Le reste du temps à la faculté, rien qu'à elle ; et l'on demanderait aux biologistes et aux cliniciens de coopérer sans contraintes trop rigides et selon leurs affinités à l'enseignement des maladies qui ont toujours ces deux aspects, clinique et biologique.

Le schéma proposé prend des libertés avec deux des dogmes du système actuel : d'abord les fondamentalistes ont leur domaine réservé, ensuite les étudiants sont utiles à l'hôpital. Ne revenons pas sur le premier point, mais attardons-nous sur le deuxième, beaucoup moins connu : vous avez peut-être été hospitalisé(e) dans un C.H.U., vous avez alors été immanquablement interrogé(e) par un gentil ou une gentille externe qui a « pris votre observation ». Si une erreur d'appréciation à ski a fait le malheur de votre tibia, ou si le stop n'a pas paru une ardente obligation à l'automobiliste qui venait de votre droite, peut-être aussi avez-vous confié à un autre externe votre plâtre pour qu'il le coupe. Les externes font beaucoup dans un C.H.U., ils rendent service et constituent un personnel médical auxiliaire peu coûteux mais fort actif. C'est une situation dont il ne faut pas trop se réjouir, il faudrait au contraire une autorité supérieure pour que l'on exige des externes qu'ils travaillent pour le futur plutôt que pour l'immédiat. « Alors, dira-t-on, vous voulez mettre un terme à ce qu'il y a de meilleur en médecine ? C'est-à-dire à l'apprentissage au lit du malade avec des fonctions réelles ? Mais vous êtes un fou dangereux, mon pauvre ami ! » Il n'est pas question de couper l'étudiant des malades : il s'agit seulement de l'utiliser après qu'on lui aura laissé le temps d'apprendre sans chercher à l'exploiter. Le temps des responsabilités viendra après. Pour tous. On veut que les généralistes soient les meilleurs médecins ? Il faut pour cela qu'ils exercent avant de s'installer des responsabilités de soins, tout comme le font aujourd'hui les internes des hôpitaux, et qu'ils reçoivent après le tronc commun des six premières années d'études une formation aussi longue que celle des spécialistes. Si le médecin généraliste est le produit d'études plus courtes ou moins difficiles que celles de ses confrères, il continuera d'apparaître comme un médecin de seconde zone exerçant un métier de pourvoyeur auxiliaire. Pour mettre un terme à la coupure injustifiée généralistes-spécialistes il faut égaliser leur formation. Voici ce que l'on pourrait faire ; au terme des six premières années d'études, l'étudiant en médecine pourrait choisir entre deux voies : la voie de la spécialité où il bêcherait à fond un domaine limité et la voie de la médecine générale où il bêcherait un peu moins profondément un domaine très vaste, beaucoup plus vaste d'ailleurs que celui constitué par la juxtaposition de toutes les spécialités car il y a une médecine générale existant par elle-même qui ne se rattache à rien.

Tous les étudiants passeraient donc par trois ans d'études supplémentaires, au cours desquelles ils exerceraient des responsabilités analogues à celles assurées aujourd'hui par les internes des hôpitaux. Trois années seraient bien suffisantes si l'on pense à l'acquis des six premières années que l'on pourrait d'ailleurs, je crois, assez facilement ramener à cinq : trois années au terme desquelles ils seraient reçus médecins, généralistes ou spécialistes, égaux vis-à-vis de la considération, du prestige, du savoir [1].

Et la carrière hospitalo-universitaire dans tout cela ? elle passe depuis toujours, je l'ai longuement expliqué, par une course d'obstacles dont le premier est l'internat des villes de faculté. Pourtant les choses ont changé, la nomination au titre d'interne des hôpitaux de ville de faculté, naguère porte assez largement ouverte sur la « carrière » ne débouche plus aujourd'hui qu'exceptionnellement sur un titre de Professeur. Si l'on excepte les super-bien-nés ayant trouvé dans leur berceau la promesse d'une agrégation... ou de son équivalent si le

---

1. Le total fait huit années. Or les règles européennes limitent à sept ans le temps de formation des médecins ; il faudrait donc imaginer un système dans lequel la première année d'installation serait la huitième année d'études.

système venait à changer, la carrière des hospitalo-universitaires ne s'ouvre plus qu'aux rares veinards ayant le bonheur de dénicher le patron disposant d'une place d'agrégé, libre de surcroît au moment où ils doivent se caser, c'est-à-dire vers 35 ans. L'internat tout doucettement est donc devenu une deuxième voie pour devenir spécialiste. Si vous vous intéressez aux papiers à en-tête des médecins, vous découvrirez vite qu'il y a en effet deux types de spécialistes : les anciens internes et les anciens élèves des certificats de spécialité. L'internat fournit aussi la quasi-totalité des chirurgiens, spécialistes enviés, que je ne saurais trop remercier de la manière gentille et pleine d'humour avec laquelle ils ont accueilli les plaisanteries à la Guy Bedos que je leur avais servies. L'internat donc a perdu son originalité et beaucoup de son lustre. Il faut, je crois lui redonner son prestige, changer son nom pour celui d'internat agrégatif et limiter strictement le nombre de postes offerts et décider que les élèves nommés à ce concours constitueront les cadres futurs de la médecine comme les énarques et les polytechniciens forment tout naturellement les cadres du secteur économique et de l'administration.

J'aimerais beaucoup cependant que le système soit souple, que les nommés jeunes ne soient pas les seuls élus et que d'autres venus par exemple du secteur privé puissent, s'ils en sont reconnus dignes et assez compétents, intégrer plus tard le système : je pense en particulier aux jeunes femmes qui manquent régulièrement leur chance pour avoir eu le tort de mettre au monde entre vingt-cinq et trente ans les enfants si chers à la famille Debré. On peut objecter qu'un tel recrutement est élitiste et menace d'être sclérosant; j'en conviens, même si je pense que l'agrégation pour tous n'est pas le remède que l'on attend. Je suis tout prêt à encourager un système plus juste et moins impersonnel qu'un concours. Hélas nous sommes en France : un pays qui, je le regrette, n'est souvent pas capable de mettre au premier rang ceux de ses citoyens que l'opinion publique tient pourtant pour les leaders incontestés de la branche dans laquelle ils exercent. Il faut penser à tout ce qu'un tel projet pourrait susciter comme réactions ; à celle-ci en particulier : le système mandarinal actuel ne tolérera jamais de tels changements. Objection retenue. Incapable de s'organiser afin de dégager quoi que ce soit de noble, de profitable pour le long terme, les pontifes hospitalo-universitaires sont d'une efficacité redoutable pour empêcher le changement non pas tant d'ailleurs en s'opposant à la sortie d'un projet qu'en retardant sa mise en œuvre. Ils pratiquent à la perfection ce que l'on appelle en rugby la défense « glissée » : pas de placages spectaculaires, pas de « cartons » impressionnants mais un génie de l'anticipation qui fait que le bouillant attaquant adverse se retrouve poussé en touche sans trop savoir pourquoi. Cette puissance des chefs de service tient à la notion même de service. Un chef de service, un patron médical n'a rien à voir avec un patron de l'industrie. Toutes choses égales par ailleurs, c'est un chef d'atelier, mais, différence essentielle, il est le seul chef, et incontrôlable. La féodalité, la vraie. Un système qui a eu ses vertus mais dont on voit plus que les défauts. Il faudra bien faire disparaître cette notion de service hospitalier, petit castel imprenable où le chef de service règne en maître. Sans vouloir trahir aucun secret, je sais déjà que je ne suis pas le seul à cultiver ces idées-là. Mes complices n'ont d'ailleurs rien de commun avec des gamins excités et sans expérience : certains ont même, je le crois, un peu fondé le ministère de la Santé publique. Lorsque aura disparu la notion de service, lorsque l'hôpital aura fait voler en éclats ses cloisons étanches, les réformes deviendront possibles car les « mandarins » n'ayant plus à surveiller d'un œil dominateur un maigre jardin et où s'échinent quelques journaliers et deux ou trois permanents, pourraient embrasser de plus vastes horizons et se délivreraient de leurs obsessions conservatrices. Faute de cette réforme essentielle qui consisterait tout simplement à introduire à l'hôpital les coutumes retrouvées partout ailleurs, à savoir un roulement des responsabilités, rien d'important ne verra jour. Messieurs les politiques à vous de décider!

Je soutiens donc que la véritable égalité devant la médecine verra le jour lorsque les consultants, quelle que soit leur situation sociale et géographique, seront assurés que le médecin qu'ils consultent a été formé comme il faut.

Ce n'est pas cela pourtant qui est ordinairement retenu comme critère de l'inégalité devant la médecine. On incline plutôt à penser que l'inégalité vient de ce que tous n'ont pas vis-à-vis de la maladie la même disponibilité financière. Et l'on soutient volontiers que plus le médecin prend cher, meilleur il doit être. Ne cédez ni à la panique, ni à l'intoxication : à choisir entre deux médecins ne prenez pas le plus cher en croyant que vous serez mieux soigné. Je sais des médecins fameux et coûteux avec lesquels je ne prendrais jamais un jus de fruit de crainte qu'ils n'aient le temps de me glisser un de leurs fameux conseils qui sont plus des attrape-crédules que la marque de leur génie supérieur. Si vous savez de source sûre que tel grand nom de la médecine a la plus grande expérience d'une maladie dont vous souffrez ou dont vous craignez de souffrir, dites-vous qu'il suffit de consulter qui que ce soit dans son service pour bénéficier de toutes ses connaissances à lui. Un véritable seigneur de la médecine déteint tellement fort sur ses élèves qu'assez rapidement ils en savent autant que le maître. Si par hasard ils se prenaient à douter, ils ne manqueraient d'ailleurs pas de le consulter hors de votre présence. J'insiste beaucoup sur cela : dans les bons services chaque malade devient automatiquement le malade de tout le service. S'il pose le moindre problème, il deviendra sans en avoir réellement conscience l'objet de l'intérêt collectif et en bénéficiera, bien sûr.

Le manque d'argent, chez nous, constitue pourtant un handicap dans la recherche des soins. S'il est vrai que les riches se soignent trop sans en souffrir financièrement, s'il est vrai que le clochard parisien trouve à l'hôpital la médecine la plus gratuite qui soit... puisqu'il ne peut pas payer, il est vrai aussi que bien des familles à revenu limité devront se priver du nécessaire lorsqu'un de leurs membres tombera malade. Vingt pour cent d'une grosse somme à débourser, cela peut faire beaucoup. Et je ne parle pas du scandale des lunettes ou des soins dentaires remboursés à des taux indignes.

Réellement, de tous ces côtés, il y a beaucoup à faire. Cela pourtant n'apparaît pas évident à tous les médecins et il a fallu qu'un beau jour, à Nogent, certains membres du Parti communiste me l'expliquent assez vivement pour que je réalise enfin l'ampleur du problème. Cela dit, pour moi, les deux grands risques d'inégalité devant la maladie, en dehors du risque qu'il y a de tomber sur un médecin mal façonné, sont représentés par l'inégalité biologique et l'inégalité de culture.

L'inégalité biologique règne partout en despote faisant de l'un le costaud sur lequel les intempéries n'ont pas prise, sur lequel glissent les épidémies, qui cicatrise ses os en un clin d'œil; de l'autre, le malheureux chez lequel s'arrêtent tous les virus, qu'un verre de vin rend malade pour vingt-quatre heures, qui n'a de temps entre deux ennuis sérieux que pour mieux se concentrer sur des douleurs de tête ou d'articulations. L'injustice triomphante veut d'ailleurs que le premier soit fier d'être ce qu'il est, et de plus cherche, et trouve, dans son comportement les raisons de sa « supériorité », accablant le malheureux qui n'a pas sa chance d'une condescendance pesante. Pourtant ce que l'on constate n'est ni à la gloire du fort ni au passif du faible. La magie de la réunion couple par couple, des milliers de gènes venus du père et des milliers venus de la mère fait de chacun d'entre nous un être unique, irremplaçable, réagissant comme aucun autre, avec sa constitution propre, aux divers avatars ou événements quotidiens qu'il côtoie ou rencontre. Le bonheur génétique, je veux dire le silence des organes qui donne cette merveilleuse sensation de bien-être et cette faculté de résister aux agressions extérieures n'est pas partagé équitablement entre nous.

Cette inégalité biologique est inéluctable : même si les progrès de la médecine s'efforcent d'en atténuer le relief, il y aura toujours des bien-portants à envier et des mal-fichus à plaindre.

Un autre type d'inégalité en revanche, peut-être la plus injuste à mes yeux, vient de la différence de culture qui peut exister d'un individu à l'autre. Ce n'est un secret pour personne, et ce n'est pas faire insulte aux médecins, que de reconnaître qu'ils appartiennent de naissance ou par cooptation à un milieu culturel qui les classe assez haut dans la pyramide sociale. La cassure culturelle qui existe souvent entre le malade et son médecin est responsable d'une terrible inégalité devant la médecine. Non parce que le médecin a du mépris ni même la moindre condescendance envers un malade illettré, moins rompu aux jeux intellectuels de la classe possédante, mais tout simplement parce que le courant passe moins bien, parce que les barrières sociales ne s'effondrent pas toujours sans d'ailleurs que les deux protagonistes en aient une conscience bien claire. Le consultant n'ose pas trop poser de questions de peur de passer pour un sot, le médecin n'ose pas tout expliquer de peur de passer pour démagogue, ou bien encore n'ose pas relever certains propos un peu enfantins parce qu'il se sent mal à l'aise de noter à cette occasion le fossé de connaissances le séparant de son interlocuteur. Pour prendre une comparaison immédiatement perceptible, je dirai que les malades issus d'un milieu bourgeois bénéficient dans leurs dialogues avec leur médecin de facilités identiques à celles que connaissent en faculté de médecine, les étudiants fils de médecins : sans que le moindre effort leur soit nécessaire, sont évités des obstacles qu'ils ne perçoivent même pas alors que les autres piétinent, sans savoir s'ils auront jamais la possibilité de les surpasser.

Beaucoup de médecins se récrieront à la lecture de ces propos, certains parce qu'effectivement ils ne sont pas gênés, d'autres parce qu'ils n'ont pas mesuré ce que représente la puissance médicale vis-à-vis de ceux qui sont issus de milieux ouvrier et paysan. D'ailleurs ils ne connaissent parfois rien à la vie quotidienne d'une famille paysanne, d'une famille ouvrière; cette constatation valant surtout, d'ailleurs, pour la région parisienne : c'est toujours pour moi un choc renouvelé que de mesurer la méconnaissance profonde, par certains médecins, des milieux au nom desquels ils prétendent parler. J'ai rencontré, lorsque j'étais étudiant, beaucoup de gauchistes pétillants qui me tenaient de longs discours sur la classe ouvrière mais dont on se disait que les contacts avec ladite classe avaient surtout dû se faire dans de forts belles brochures. Qu'on ne s'étonne pas alors de voir les médecins amputés, sans le vouloir, d'une partie de leur possibilité d'action. Il n'y a, bien entendu, pas de solution ponctuelle à proposer qui mette facilement un terme à cette situation. On peut en revanche espérer voir s'améliorer sans trop tarder le niveau de culture médicale de la population. En un temps où l'on parle tant de motivation, où l'on recherche avec tant d'ardeur à faire jouer les ressorts naturels d'intérêt, il m'apparaît que les études secondaires devraient privilégier l'étude de l'homme dans sa structure et dans son fonctionnement. Faute de cette réforme qui est des plus difficiles à mettre en œuvre, tous les efforts déployés pour que les individus se prennent en charge eux-mêmes resteront relativement vains.

MÉDECINE DE DROITE? SANTÉ DE GAUCHE?

Qu'un médecin souhaite avant tout s'occuper de malades et de maladies ne devrait pas a priori surprendre.

Pour beaucoup de penseurs, pourtant, il n'est plus de mode aujourd'hui de trop réfléchir sur les malades et les maladies ou, du moins, de s'occuper d'eux comme d'un domaine prioritaire. Ce que souhaitent désormais sociologues, économistes, philosophes, ethnologues même, c'est replonger un peu dans l'ombre les problèmes médicaux classiques afin que soient tournés tous les projecteurs vers ceux de la Prévention avec un grand P ou surtout de la Santé, avec un grand S.

Médecine et santé, deux mots qui devraient se compléter, sont presque devenus aujourd'hui les étendards chargés de rallier deux écoles de pensées différentes. L'on en est presque arrivé à mettre en opposition médecine de droite et santé de gauche. C'est vrai que les médecins ne composent pas électoralement une phalange soudée d'hommes de gauche. C'est tout aussi vrai qu'intellectuel de droite n'est pas une expression souvent utilisée : il serait pourtant dommage d'établir une frontière entre ces deux groupes. Pourtant, insensiblement, elle se met en place. Avant de camper un peu la situation il faut dire un mot de ce que l'on entend par Médecine et par Santé. La médecine a pour domaine naturel les maladies, et les malades qui en sont affectés; les spécialistes de la santé se sentent à l'aise, eux, là où il n'y a pas de malades et où ils souhaitent qu'il n'en apparaisse pas. Les premiers ont besoin de cabinets, de cliniques, d'hôpitaux, de laboratoires et de médicaments, les seconds réclament que soient détournées les eaux du pactole, demandent que l'on bâtisse crèches, maisons de retraite et lieux de loisirs, exigent que soit éduqué le public pour que chacun soit mieux à même de prendre en charge son propre corps, sa propre vie. Comment imaginer que ces deux groupes puissent ne pas coopérer? Pourtant ils ne le font pas.

La démonstration de cette situation bloquée n'est pas difficile à faire : prenez une salle de dimensions moyennes, faites entrer sociologues, économistes, spécialistes de l'environnement, philosophes et médecins pour tenir un de ces colloques, séminaires ou congrès comme il s'en réunit de plus en plus. Vous verrez immanquablement s'instaurer un magnifique dialogue de sourds. Les non-médecins, analysant avec volubilité les structures de la société, considèrent l'organisation sociale comme directement responsable de la survenue de la grande majorité des maladies. C'est elle qu'ils proposent d'abord de changer. Mieux vaut, disent-ils, s'attaquer à la cause qu'aux effets. Ils se sentent là sur leur terrain et n'osent qu'à peine aborder le domaine de la maladie sinon pour en analyser les retombées financières. Les médecins, pour leur part, partant des problèmes réels et immédiats posés par les malades, proposent dans un premier temps du moins d'augmenter l'équipement et l'effectif médical pour que les malades puissent tous bénéficier d'un plus libre accès aux soins. Les penseurs, disent-ils, ne sont pas les soigneurs! Le fossé, donc, est profond et ne demande qu'à s'approfondir encore; on s'en rend souvent compte : pour peu que des propos malheureux égratignent certains épidermes, le ton monte et l'on entend volontiers les médecins traiter de rêveurs leurs vis-à-vis, lesquels, pour leur part, marmonnent entre leurs dents des mots peu aimables au sein desquels se distingue facilement celui de réactionnaire. Même si les éclats sont évités la longueur d'onde commune n'est presque jamais atteinte. Les malades souffrent, au sens propre du terme, de cette mésentente, de ces rendez-vous manqués; car la société, hélas, ne bouge pas et la médecine, elle, continue de s'empêtrer dans ses réclamations inflationnistes.

Je ne crois pourtant pas à la mauvaise volonté collective. Je ne crois pas aux sombres machinations. Je constate tout de même qu'après tant de réunions, de séminaires, de conférences, tout est toujours à recommencer. Il faudrait pour bien faire que les médecins deviennent un peu économistes ou sociologues et que dans le même moment ces derniers deviennent un peu médecins. Or de ce côté-là, nul ne voit rien venir. Je trouve là une des raisons essentielles du piétinement actuel. Économistes, sociologues politiques, philosophes, administratifs continuent de prendre trop souvent pour base de départ de leurs démonstrations des a priori naïfs ou mal interprétés qui sont une vision irréelle de la médecine et des problèmes de santé. On imaginerait volontiers les médecins s'efforçant de dissiper l'erreur, l'émotion forcée, le pathos, pour remettre sur la bonne voie une discussion qui s'enlise. Hélas il n'en est rien, les médecins le plus souvent se taisent et laissent faire. Pour plusieurs raisons : d'abord parce qu'ils se sentent en position d'infériorité vis-à-vis de ces hommes qui, tout comme eux, ont su se donner un jargon quasi incompréhensible et qui peu à peu acquièrent une pesanteur spécifique supérieure à la leur auprès des pouvoirs publics; ensuite, et je dirai surtout, parce que les médecins ont su faire du domaine qu'ils contrôlent un labyrinthe qu'on ne visite pas. Ils ont su conserver leur jardin à l'abri des regards. Ils sont donc seuls à le connaître et cela préserve leur immense pouvoir. Je veux reprendre l'exemple de l'argent, devenu dans nos pays occidentaux la mesure de toute chose : on voit aujourd'hui de très grands économistes, plus qu'intelligents et dont l'honnêteté ne saurait être mise en doute, se désoler de ce que les classes sociales les plus pauvres dépensent moins, pour se soigner, que les classes plus favorisées [1]. Les médecins, écoutant cela, ne disent mot ou feignent de se désoler. Pourtant, dans les réunions médicales par petits groupes, chacun est bien d'accord : il n'y a pas d'équation simple entre argent dépensé et niveau sanitaire de la population. Passé un certain seuil l'essentiel des dépenses est superflu; c'est une gabegie dont on peut dire qu'elle n'apporte guère de satisfactions qu'à ceux dont elle garnit l'escarcelle et à ceux qui se trouvent grandis par la gestion de sommes fabuleuses. Il se trouve justement que les médecins sont ceux-là et qu'au bout du compte ils pensent se retrouver bénéficiaires d'un système faisant rouler des masses d'argent de plus en plus grosses. Ils ont donc objectivement tout intérêt à cautionner l'erreur! Les experts ayant parlé et les médecins ayant eu l'air d'approuver, les groupes sociaux les plus influents, je veux parler des syndicats ouvriers, trouvent normal de sonner le rassemblement et l'alerte, pour réclamer, à leur tour, une augmentation

---

1. Je parle ici du chiffre brut de dépense, non du pourcentage restant à la charge du malade (voir p. 232).

des dépenses, le tout en ayant l'intime conviction que ceux qu'ils défendent seront ainsi mieux protégés.

Le cercle vicieux s'est refermé. L'imbroglio médico-financier s'est encore un peu compliqué. De tous quels sont les plus coupables? Singulièrement, me semble-t-il, les dirigeants médicaux qui creusent eux-mêmes leur propre tombe en ne s'opposant pas ou mieux, en cautionnant, des opinions qu'ils savent fausses et qu'ils sont seuls à pouvoir redresser. Si je dis qu'ils creusent leur propre tombe c'est parce que je sais qu'ils seront bientôt démasqués. Ils le sont même déjà dans un bon nombre de pays où l'on ne considère pas les travaux d'Illich comme un pavé dans la mare mais bien comme une conclusion. La preuve est faite que dans bien des cas les médecins détournent objectivement à leur profit le fonctionnement des structures existantes sans que l'intérêt des individus qu'ils doivent prendre en charge soit le moteur principal.

Les administratifs et les penseurs se sont bien rendu compte que l'on pouvait résister à l'expansion du domaine médical. Mais ils ne savent comment s'y prendre pour changer quelque chose au sein du labyrinthe médical. Je veux faire visiter la cité médicale interdite à tous ceux qui travaillent et réfléchissent sur les problèmes de santé, comme je veux moi-même visiter la cité sociologique, économique ou administrative. Ce qui suppose de longs et patients efforts, ce qui suppose, aussi, que les confrontations aient lieu, tout au début, sans public et sans publication. Il n'est rien de plus triste que de voir avorter régulièrement les tentatives de rapprochement dès que le débat devient public : chacun se fige dans le carcan de son idéologie ou de ses croyances, perd sa souplesse et ses possibilités d'adaptation, se réfugie dans ses slogans et sa mauvaise foi. Le

charme est rompu. Je dis que les premiers pas doivent
être faits à l'abri du public, mais les premiers seulement.
Quel domaine plus « public » en effet que celui de la
santé et de la médecine? Quel champ de discussion plus
ouvert en apparence que celui des soins et de la
prévention? Aucun! mais aussi quel dédale bourré de
chausse-trapes! Quel paysage différent selon le point de
vue d'où on le contemple! quel domaine chargé de plus
d'ambiguïté, de plus de mystère! C'est vrai, en médecine,
le symbole revêt autant d'importance que le fait réel, et
ce qui se mesure n'est pas toujours le plus important.
C'est vrai que la médecine, du fait de la mort que chacun
de nous porte en lui, contient une spécificité qui ne
permet pas de l'assimiler à aucun autre domaine. Tout
cela rend difficile la coopération des médecins et des
autres. Pourtant elle est indispensable. Les médecins
doivent comprendre qu'ils sont, quoi qu'ils soutiennent,
prisonniers du type de société dans lequel ils vivent. Si
les médecins sont devenus ce qu'on leur reproche d'être
c'est, bien sûr, parce qu'ils pensent y trouver leur compte
mais c'est aussi parce que d'autres plus puissants qu'eux
y trouvent leur bonheur : la médiocrité médicale favori-
serait en effet les entreprises (c'est le mot juste) de
nombreux secteurs d'activité dont les médecins sont les
intermédiaires obligés. La pression est donc vive pour les
encourager à se complaire dans cette fameuse perversion
technologique de la médecine quotidienne, pour les
pousser à faire leurs délices du couple malheureux
scientisme-aisance matérielle, et pour les exhorter à
étendre leur domaine bien au-delà de ce qu'il devrait
être. Le drame s'entretient tout naturellement et l'on
aboutit à cela : les médecins couvrent aujourd'hui de
leur ombre de vastes domaines où l'on ne sait que faire
d'eux et où eux-mêmes, d'ailleurs, ne savent souvent pas

trop quoi faire non plus. Quelle est malheureuse cette ombre du caducée qui s'en vient peu à peu recouvrir les plus quotidiennes de nos activités!

Refusant cette analyse les médecins mettent un terme aux débats et s'enferment dans leur tour d'ivoire, se coupant dangereusement de ceux qui devraient être leurs compagnons naturels de réflexion. Ce qu'attendent les économistes distingués ou les sociologues éminents de la part des médecins c'est une attitude cohérente, courageuse, indépendante. Ils sont déçus d'une expérience concrète qui cadre mal avec les buts hautement proclamés de l'institution médicale. Cette déception, cette rancœur trouvent leur expression dans le discrédit qui, dans le monde intellectuel, s'abat aujourd'hui sur le corps médical. Discrédit pourtant en partie immérité : la médecine déçoit parce qu'elle n'est plus triomphaliste comme elle l'était encore dans les années 50. Vingt années de découvertes thérapeutiques incessantes avaient paré les médecins d'une auréole d'invincibilité, vingt années de vaches maigres ont fait éteindre les lampions et se lever l'aigreur; c'est vrai que depuis vingt années la chance semble vouloir abandonner les chercheurs qui ne trouvent plus de médicaments actifs sur la maladie de l'homme. Les techniques les plus audacieuses, même, s'effondrent après avoir donné les plus grands espoirs : dira-t-on jamais assez ce que l'affaire des greffes cardiaques a fait naître d'espoirs insensés pour retomber dans la plus triste des réalités.

Pour oublier la déception et pour mettre un terme à l'hémorragie financière la tentation est grande pour les penseurs insatisfaits et les pouvoirs publics saignés aux quatre veines de changer d'objectif : quoi de plus naturel alors de se rabattre sur la prévention de ces maladies qu'on ne parvient décidément pas à combattre assez bien une fois qu'elles sont installées. Alors les esprits s'enflamment : dans le domaine de la prévention, nous dit-on, la découverte attend à chaque pas pour peu que l'on veuille bien observer de près les faits eux-mêmes. Et l'on découvre ou feint de redécouvrir les facteurs qui conditionnent la naissance des prématurés; ceux qui favorisent la survenue des maladies cardiaques : hypertension, augmentation anormale du cholestérol dans le sang, diabète, tabagisme; ceux qui sont à l'origine des accidents du travail, ceux qui tuent « pour rien », alcoolisme, automobile, loisirs. Et de dauber les médecins et leur arsenal trop fourni pour exalter le préventionniste, lequel, armé d'un bâton de pèlerin, d'un haut-parleur et de bonnes intentions, aurait la charge d'empêcher la maladie d'apparaître en faisant disparaître les facteurs de risques. Voici que se profile un monde nouveau dans lequel on pourrait se passer de médecins... Quelle tentation ! J'y succombe avec joie et je souhaite passionnément connaître le jour où la qualité des moyens de prévention aura fait de la maladie un vieux souvenir au parfum délicieusement rétro.

Pourtant je ne le vois pas poindre. Je me dis même que, la société industrielle étant ce qu'elle est, les facteurs de risques ne pourront que se multiplier. Le domaine de la maladie vraie ne fera que s'accroître dans les années à venir. Il faut donc avoir le courage de résister, en partie, au flot de la dernière mode, si l'on veut que les malades futurs ne soient pas trop négligés. Mais, dira-t-on, personne ne songe à les négliger. Je réponds « si » et je crie « casse-cou ». Je ne veux pas ici reprendre la démonstration, je dis simplement que les pouvoirs publics de très nombreux pays, en laissant se dégrader la formation des médecins, indiquent clairement qu'ils ne considèrent plus l'action de ces médecins comme prioritaire pour l'amélioration globale du niveau de santé et qu'ils n'ont enfourché le cheval prévention que pour mieux se libérer du carcan médical. Je dis aussi que le risque d'un programme de prévention trop ambitieux est d'échouer . je ne discute pas l'utilité de la lutte contre l'alcoolisme et le tabagisme, je dis simplement que les faire disparaître ne sera pas facile. Les États-Unis d'Amérique et l'Union soviétique se sont, chacun de leur côté et avec de gros moyens, efforcés de limiter les méfaits de l'alcoolisme : la prohibition fut le succès que l'on sait aux U.S.A., la tentative est un échec tout aussi grand en U.R.S.S. On m'avancera pour chaque cas une explication appropriée, laissant entendre que si l'on avait correctement agi le succès aurait couronné l'entreprise : je n'y crois pas. Je dis que si de grands efforts ont échoué d'un côté comme de l'autre c'est qu'il y a derrière l'alcoolisme un moteur surpuissant et qu'il n'est sans doute pas simple de l'arrêter.

En fin de compte, d'ailleurs, le raisonnement des partisans inconditionnels de la Prévention et de la Santé est entaché du même péché originel que celui des inconditionnels de la Médecine : je veux dire la croyance aveugle en la toute-puissance des progrès techniques. La perversion technologique menace de faire sombrer les campagnes de prévention comme elle a d'ores et déjà condamné une certaine forme d'exercice de la médecine. A vouloir remplacer le mauvais cheval par une mauvaise mule on ne prépare sûrement pas pour les malades des lendemains heureux. Le péril existe de voir dans les années qui viennent se détériorer considérablement la médecine tandis que se mettrait en place une prévention inefficace.

Alors, par pitié, que l'entente se fasse, que les corporatismes de tous bords s'estompent au profit d'une coopération qui représente le bon sens! Si elle venait à rejeter cette nécessaire coopération, toute réforme ou tentative de réforme s'en irait bientôt rouler au bas de la pente après avoir, un instant, cru tutoyer les sommets. De la médecine donc, tout autant que de la santé. L'une et l'autre, non pas l'une ou l'autre. Mais par-dessus tout pas de système prenant pour étalon l'argent, pour crédo le progrès technique! Les besoins médicaux, les besoins de santé ne sauraient se traduire en milliards dépensés pas plus qu'en statistiques vomies par les plus sophistiqués des ordinateurs.

Cela dit, ne nous y trompons pas : même si la rumeur gronde, même si les brocards fusent, les médecins restent tout-puissants. Nul projet de réforme ne saurait voir le jour s'il décidait de contourner la citadelle médicale : il faut l'aborder de front et pour commencer il faut convaincre les médecins de remettre les pieds sur terre et de remettre aussi de l'ordre dans leur maison. Remettre de l'ordre dans la maison cela veut dire pour les médecins chasser les mauvais bergers et ne plus se parer d'une auréole d'infaillibilité qui pourrait bien à terme se révéler un véritable étau. Cela veut dire aussi expliquer au public ce qu'est réellement aujourd'hui le métier de médecin.

Alors, le public cessant d'être dupé, les responsables non-médecins étant enfin éclairés, l'erreur collective se dissipera. Il deviendra possible d'inventer une médecine nouvelle au mieux des intérêts de la collectivité, au mieux des intérêts de chaque individu. Prendre le parti des malades c'est effectivement défendre tout cela. C'est bien entendu une attitude politique, et c'est surtout un appel aux responsables politiques, syndicaux et médicaux, dont je suis convaincu du reste qu'ils n'ont, pour la majorité, qu'un seul but : prendre, eux aussi, le parti des malades.

TABLE DES MATIÈRES